Chandrashekhar Varre
Sravani Garepally
Shubhaker Rao Juvvadi

Orthosculpt: Refinamento artístico em cirurgia ortognática

Chandrashekhar Varre
Sravani Garepally
Shubhaker Rao Juvvadi

Orthosculpt: Refinamento artístico em cirurgia ortognática

Princípios de planeamento e prática

ScienciaScripts

Imprint

Any brand names and product names mentioned in this book are subject to trademark, brand or patent protection and are trademarks or registered trademarks of their respective holders. The use of brand names, product names, common names, trade names, product descriptions etc. even without a particular marking in this work is in no way to be construed to mean that such names may be regarded as unrestricted in respect of trademark and brand protection legislation and could thus be used by anyone.

Cover image: www.ingimage.com

This book is a translation from the original published under ISBN 978-620-7-63985-4.

Publisher:
Sciencia Scripts
is a trademark of
Dodo Books Indian Ocean Ltd. and OmniScriptum S.R.L publishing group

120 High Road, East Finchley, London, N2 9ED, United Kingdom
Str. Armeneasca 28/1, office 1, Chisinau MD-2012, Republic of Moldova, Europe
Printed at: see last page
ISBN: 978-620-7-63824-6

<u>RECONHECIMENTO</u>

Gostaria de estender um profundo sentimento de gratidão ao meu estimado Professor e Guia, Dr. **SHUBHAKER RAO JUVVADI**, Vice-Diretor, Professor e Chefe do Departamento de Ortodontia e Ortopedia Facial, Sri Balaji Dental College, pelos esforços incansáveis, encorajamento sincero e sugestões valiosas ao longo da jornada da dissertação.

Também estendo os meus sinceros agradecimentos à minha co-orientadora, a Dra. **GAREPALLY SRAVANI**, leitora do Departamento de Ortodontia e Ortopedia Facial, pelos seus esforços incessantes, por ser uma luz orientadora, pela motivação e apoio constantes durante o estudo.

A minha sincera gratidão ao Dr. **VAMSILATHA**, Leitor no Departamento de Ortodontia e Ortopedia Facial, pelo constante encorajamento e pelo apoio ao longo da jornada deste trabalho.

Gostaria também de agradecer ao Dr. **SHIVANGI GUPTA**, Leitor do Departamento de Ortodontia e Ortopedia Facial, pela orientação e sugestões valiosas e oportunas durante a dissertação.

Gostaria de aproveitar esta oportunidade para agradecer ao **Dr. SHYAM SUNDER**, Diretor da Faculdade de Medicina Dentária Sri Balaji, pela sua presença, apoio e orientação durante todo este percurso.

Índice

<u>INTRODUÇÃO</u>

A ortodontia cirúrgica é a arte e a ciência do diagnóstico, do planeamento do tratamento e da execução do tratamento através da combinação da ortodontia e da cirurgia oral e maxilofacial para corrigir deformações músculo-esqueléticas, dento-ósseas e dos tecidos moles dos maxilares e estruturas associadas.[1] Está indicado em pacientes com problemas esqueléticos graves e problemas dentoalveolares muito graves que não podem ser satisfatoriamente corrigidos apenas pela ortodontia, nos quais o crescimento está concluído e não podem ser efectuadas modificações do crescimento.

A primeira cirurgia ortognática foi efectuada na década de 1860 para a remoção de carcinoma nasofaríngeo por Wassmund, o que é atualmente conhecido como osteotomia maxilar total. Kole realizou o recuo anterior do maxilar pela primeira vez, extraindo os primeiros pré-molares e movendo o segmento anterior de volta para o espaço de extração.

A cirurgia ortognática foi revolucionada em 1957, quando Trauner e Obwegeser relataram a osteotomia sagital do ramo dividido (SSRO), um grande avanço na técnica cirúrgica. Esta nova conceção cirúrgica utilizou uma osteotomia para iniciar e propagar uma fratura controlada para criar áreas opostas de osso medular para uma melhor cicatrização óssea.

As tentativas de camuflagem ortodôntica podem ter satisfeito os paradigmas cefalométricos, mas muitas vezes deixaram uma estética facial insatisfatória. Os resultados sem sucesso levaram ao termo "Envelope de Discrepância", que foi proposto para ajudar ortodontistas e cirurgiões a apreciar os limites dos movimentos ortodônticos e cirúrgicos seguros.

Até aos anos 60, os cirurgiões e os ortodontistas tinham tendência a trabalhar de forma independente para corrigir as deformações dento-faciais. Logo se tornou evidente que havia problemas se a cirurgia fosse feita primeiro, e que cabia ao ortodontista terminar o tratamento. Nem o ortodontista nem o cirurgião compreendiam as limitações do tratamento do outro. Esses problemas foram amplamente resolvidos por uma seqüência de tratamento que começou com o planejamento interativo do tratamento e continuou com um acordo pré-tratamento em uma seqüência que envolveu a preparação ortodôntica para a cirurgia, cirurgia com fios de arco utilizados para a estabilização, e um período relativamente curto de acabamento ortodôntico pós-cirúrgico.[2]

Os esforços combinados de ortodontistas e cirurgiões têm levado a um progresso constante em resultados de tratamento eficientes e previsíveis, sendo as opções de imagens tridimensionais (3D) e o planeamento cirúrgico assistido por computador os avanços mais recentes. Para atingir os objectivos de estética, função e estabilidade, o ortodontista deve compreender e empregar vários novos conceitos de tratamento.

REVISÃO DA LITERATURA

Converse e Horowitz (1969)[3] afirmaram que o tratamento das malformações dentofaciais envolve a intervenção cirúrgica na mandíbula, na maxila ou em ambas. O enxerto ósseo foi utilizado para restaurar a assimetria e avançar a sínfise. As relações oclusais e interarcos foram os guias mais confiáveis na elaboração da correção cirúrgico-ortodôntica. A protrusão maxilar é corrigida pela retração do segmento anterior da maxila, enquanto o retrognatismo mandibular requer o avanço da mandíbula por meio de osteotomia de alongamento e enxerto ósseo. A transecção e a elevação da porção anterior do corpo mandibular num local pré-determinado da arcada dentária podem corrigir a mordida aberta e reduzir o alongamento facial.

William H. Bell (1970)[4] apresentou uma visão do tratamento de grandes diastemas interincisais com ortodontia cirúrgica e concluiu que grandes diastemas interincisais maxilares em adultos podem ser rapidamente corrigidos pela ortodontia cirúrgica. O desenho adequado do retalho garantiu uma adequada circulação intrapulpar e intraóssea, evitando a necrose avascular, a não união e a desvitalização dos dentes. Os dentes nos fragmentos ósseos transpostos, em geral, apresentaram resposta ao teste vital 3 a 6 meses após o procedimento cirúrgico.

William H Bell (1973)[5] , em sua série de casos de 6 pacientes tratados para prognatismo mandibular, propôs que o ortodontista deveria ter como objetivo posicionar os dentes anteriores maxilares 4mm anteriores à linha NA em um ângulo de 22 graus e os dentes anteriores mandibulares 4mm anteriores à linha NB em um ângulo de 25 graus.

William H Bell (1976)[6] tinha discutido a utilização de osteotomias maxilares e aparelhos de expansão rápida da maxila para corrigir a deficiência horizontal unilateral e bilateral da maxila e a mordida cruzada que a acompanha. A morfologia sutural do palato médio e do pterigomaxilar e a maturação esquelética podem influenciar a expansão rápida do palato em adultos com deficiência horizontal bilateral da maxila. As osteotomias maxilares são adjuvantes seguros para o tratamento da deficiência maxilar bilateral e unilateral, e podem ser realizadas com anestesia local com morbidade pós-operatória mínima.

Bruce N Epker (1977)[7] explicou que a ostectomia maxilar simultânea anterior e posterior combinada é um método útil para o tratamento da mordida aberta esquelética. Ela é indicada em pacientes com incompetência labial, exposição excessiva dos dentes anteriores superiores, altura longa da face inferior, queixo com contorno deficiente e má oclusão de Classe II. Concluiu que, clinicamente, os resultados têm sido gratificantes, com uma melhoria acentuada na aparência facial e na estabilidade da correção da mordida aberta.

Wolford LM (1994)[8] afirmou que a cirurgia da mandíbula dupla pode proporcionar resultados funcionais e estéticos óptimos, aumentando ou diminuindo a inclinação do plano oclusal, juntamente com o movimento da mandíbula anteriormente numa direção ascendente e para a frente, o que melhora a via aérea funcional.

Tucker RM (1995)[9] comparou duas abordagens diferentes para o tratamento da deficiência mandibular - cirurgia ortognática e camuflagem ortodôntica. A cirurgia ortognática envolveu o reposicionamento cirúrgico da mandíbula para corrigir a discrepância esquelética, enquanto a camuflagem ortodôntica envolveu o uso de aparelhos ortodônticos ou outros aparelhos ortodônticos para mover os dentes para uma posição mais favorável para mascarar a discrepância esquelética. O estudo concluiu que a cirurgia ortognática foi mais eficaz na obtenção de uma melhoria significativa na estética e função faciais, em comparação com o tratamento ortodôntico convencional.

Ron Jacobson (2002)[10] no seu estudo retrospetivo avaliou a precisão cirúrgica do reposicionamento maxilar, comparando os objectivos obtidos a partir de traçados cefalométricos de previsão com as alterações esqueléticas reais obtidas durante os procedimentos maxilares e maxilomandibulares. Concluiu que a osteotomia maxilar LeFort I e a cirurgia maxilomandibular são precisas, com resultados médios dentro de 2 mm da previsão. Existem diferenças entre os cirurgiões na direção das discrepâncias dos pontos de referência, mas não na quantidade.

Bailey (2004)[11] discutiu a estabilidade e a previsibilidade da cirurgia ortognática em termos da percentagem de pacientes que apresentam alterações de uma determinada magnitude, e não a percentagem de alterações do tratamento retidas num determinado período de seguimento. O reposicionamento superior da maxila foi o procedimento ortognático mais estável, seguido pelo avanço mandibular em pacientes com altura facial baixa ou normal e menos de 10 mm de avanço. O posicionamento menos estável seria o posicionamento inferior da maxila ou a expansão da maxila.

Posnick (2004)[12] concluiu que a osteotomia Le Fort I modificada era uma ferramenta eficaz de reconstrução facial e reabilitação dentária para pacientes com fenda labial e palatina. Também pode ser utilizada para fechar fendas dentárias, resolver fístulas oronasais, tratar defeitos esqueléticos, estabilizar segmentos dentoalveolares e corrigir deformidades da mandíbula.

Jhonston C et al (2006)[13] observou que o tratamento cirúrgico-ortodôntico foi extremamente bem sucedido na correção da sobressaliência para o intervalo ideal em pacientes de Classe III. Ele afirmou que, embora a correção esquelética Antero-Posterior tenha sido menos bem sucedida do que a correção do overjet, a maioria dos pacientes terminou com perfis de tecido mole dentro da faixa normal. Concluiu que a cirurgia bimaxilar tinha 3,4 vezes mais probabilidades de corrigir totalmente as angulações do ANB do que a cirurgia de mandíbula única.

Wolford LM et al (2011)[14] afirmou que os resultados da cirurgia ortognática serão optimizados através da realização das seguintes etapas: diagnóstico e planeamento do tratamento, ortodontia pré-cirúrgica, procedimentos cirúrgicos com fixação rígida adequada, enxertos e talas, identificação e tratamento adequado dos distúrbios e patologia da ATM, gestão pós-cirúrgica adequada do doente e ortodontia, e retenção a longo prazo.

Alfaro.H (2011)[15] discutiu que o conceito de "cirurgia primeiro" na cirurgia ortognática é um método razoável e económico para gerir a maloclusão esquelética em casos seleccionados, com excelentes resultados clínicos. Esta abordagem reduziu significativamente o tempo total de tratamento e é bem aceite pelos pacientes, com elevada eficiência ortodôntica e aumento do turnover metabólico pós-operatório, mas a oclusão não pode servir de guia para os objectivos do tratamento e a oclusão pós-operatória imediata é instável.

Kyung-Min Lee (2012)[16] , no seu estudo, examinou o padrão de alteração do osso alveolar dos incisivos centrais e laterais inferiores no tratamento ortodôntico pré-cirúrgico e pós-cirúrgico, utilizando a TCFC. Verificou que a estabilidade ideal era alcançada quando os incisivos estavam posicionados na porção medular do osso alveolar e em bom equilíbrio com a musculatura labial e lingual.

Shetye PR (2013)[17] descreveu o papel de um ortodontista na cirurgia ortognática, que pode ser dividido em várias fases: avaliação inicial, ortodontia pré-cirúrgica, planeamento cirúrgico e ortodontia pós-cirúrgica. A ortodontia pré-cirúrgica é utilizada para descompensar a oclusão e criar uma oclusão estável no pós-operatório imediato. As vantagens incluem a melhoria imediata da função dentária e da estética facial, tempos de tratamento mais curtos, movimentos dentários mais rápidos e capacidade de realizar movimentos dentários difíceis. O planeamento cirúrgico é complexo e requer uma coordenação cuidadosa entre o ortodontista e o cirurgião para corrigir a deformidade.

Ana de Lourdes Sá de Lir (2013)[18] realizou um estudo com o objetivo de analisar as diferenças entre os resultados iniciais, pré-cirúrgicos, pós-cirúrgicos e pelo menos 3 anos após as fases de tratamento em indivíduos com más oclusões de Classe II e Classe III e concluiu que o tratamento orto-cirúrgico das más oclusões de Classe II e Classe III pode ser estável se os movimentos esqueléticos forem inferiores a 1 cm e os tecidos moles adjacentes respeitados. O avanço mandibular e a rotação da maxila no sentido dos ponteiros do relógio permanecem estáveis durante a fase de contenção.

Hwang HS et al (2014)[19] afirmaram que a abordagem da cirurgia em primeiro lugar proporcionou vários aspectos positivos, como a melhoria imediata da aparência facial, a redução do tempo total de tratamento ao eliminar a fase ortodôntica pré-cirúrgica, o aumento das actividades osteoclástica e osteoblástica que aceleraram o movimento dentário e a descompensação fisiologicamente favorável.

Peiro-Guijarro AM et al (2016)[20] afirmaram que a abordagem cirurgia-primeira ganhou popularidade devido ao tempo de tratamento mais curto do que a abordagem convencional e a correção precoce da deformidade facial leva a uma melhoria da estética facial, o que pode ter um impacto positivo na qualidade de vida e na satisfação com o tratamento. Afirmaram que é necessária uma elevada competência clínica, uma previsão exacta do movimento dentário pós-operatório e uma avaliação precisa da discrepância esquelética para orientar os objectivos do tratamento.

Flavio Uribe (2015)[21] explicou que a assimetria facial é um defeito 3D complexo, mas a avaliação não é exacta com imagens bidimensionais. As imagens 3D de CBCT podem ser usadas para adquirir, diagnosticar e produzir um plano cirúrgico virtual. A conceção e o fabrico assistidos por computador podem ser utilizados para executar com precisão o plano durante a cirurgia. A primeira abordagem da cirurgia ortognática foi popularizada devido às suas vantagens, tais como tempos de tratamento reduzidos, descompensações dentárias eficientes, melhoria rápida da estética facial e maior cooperação dos pacientes após a cirurgia em casos de assimetria.

Perez (2017)[22] concluiu que as osteotomias segmentares, as técnicas de fixação, o assentamento do côndilo mandibular e a etiologia da reabsorção do côndilo mandibular devem ser abordados durante a cirurgia ortognática. As osteotomias mandibulares podem ser realizadas primeiro, fixadas rigidamente e reposicionadas na posição final para otimizar o plano oclusal maxilar e normalizar as relações oclusais transversais. Afirmou que esta técnica pode ser benéfica em casos de cirurgia bimaxilar em que a maxila segmentada pode ser ligada numa única tala final.

Woo Shik Jeong (2017)[23] realizou um estudo sobre a abordagem ortognática cirurgia-primeira, sem tratamento ortodôntico pré-cirúrgico. Foi feito em pacientes com deformidade dentofacial usando um modelo dentário e o processo de simulação que lhes permitiu identificar pacientes para os quais seria viável. A estabilidade esquelética antero-posterior foi mantida na abordagem surgery-first, apesar de pequenas diferenças nos pontos cefalométricos. O movimento ortodôntico pós-cirúrgico coincidiu com o movimento natural de compensação dentária, reduzindo o tempo total de tratamento.

Abreu LG et al (2017)[24] investigaram os factores associados à satisfação após tratamento ortodôntico combinado com cirurgia ortognática. Pacientes com maior nível socioeconómico relataram menor satisfação com os resultados, enquanto aqueles informados sobre os riscos cirúrgicos e desconforto pós-operatório relataram um maior nível de satisfação. Pacientes com má oclusão esquelética expressaram satisfação com o tratamento ortodôntico, mas a insatisfação foi mais comum entre os pacientes com Classe II esquelética, devido à função nervosa prejudicada, recidiva, aparência, problemas na ATM, entre outros motivos.

O L Hass Junior (2019)[25] concluiu que a pirâmide hierárquica de estabilidade em cirurgia ortognática era uma ferramenta útil para ajudar os profissionais a escolher a técnica cirúrgica que proporcionava os resultados estáveis mais satisfatórios. Dois procedimentos foram considerados "altamente instáveis": BSSO e expansão maxilar posterior com fixação interna semi-rígida. Propôs que a FIR reabsorvível e a FIR de titânio são os tratamentos mais eficazes para as recidivas na mandíbula. A expansão maxilar através de osteotomia segmentar Le Fort I com fixação interna semi-rígida foi "altamente estável" nos planos vertical e sagital, mas foi "instável" quando avaliada quanto à recidiva dentária anterior.

Navpreet singh (2021)[26] dividiu o tratamento ortodôntico para o paciente submetido à cirurgia ortognática em cinco etapas: ortodontia pré-operatória, consulta pré-operatória imediata, requisitos ortodônticos intraoperatórios, consulta pós-operatória imediata e ortodontia pós-operatória. Os aparelhos fixos labiais (braquetes de ligação na superfície labial) são considerados superiores aos aparelhos linguais em pacientes ortognáticos por razões como a colocação intra-operatória do FMI, a descolagem, a higiene oral pós-operatória e as mordidas abertas anteriores.

ENVELOPE DE DISCREPÂNCIA

Proffit e Ackerman introduziram o conceito de envelope de discrepância para ilustrar graficamente a quantidade de mudança que pode ser produzida por vários tipos de tratamento.[28] Este diagrama ajuda a simplificar a relação entre as três possibilidades básicas de tratamento das discrepâncias esqueléticas.

O círculo interior, ou envelope, representa as limitações do tratamento de camuflagem envolvendo apenas ortodontia; o envelope do meio ilustra os limites do tratamento ortodôntico combinado com a modificação do crescimento; e o envelope exterior mostra os limites da correção cirúrgica. As possibilidades de tratamento não são simétricas em relação aos três planos do espaço. Por exemplo, o tratamento para modificação do crescimento é mais eficaz na deficiência mandibular do que no excesso mandibular.

A modificação do crescimento, geralmente referida como ortopedia dentofacial, é a abordagem mais desejável para um problema esquelético grave quando existe potencial para um maior crescimento.[28]

Quando existe uma discrepância esquelética moderada e não há potencial para crescimento adicional, deve ser considerada a camuflagem ortodôntica. Os dentes são reposicionados para estabelecer uma sobressaliência e sobremordida normais para compensar a discrepância da mandíbula. Numa má oclusão esquelética moderada de Classe II envolvendo deficiência mandibular, os incisivos superiores podem ser retraídos e os incisivos inferiores são proclinados para estabelecer o overjet. Normalmente, será necessária a extração de dentes para que possa ser criado espaço suficiente na arcada para permitir um movimento significativo de outros dentes.

Quando existe uma discrepância entre a ortopedia e os procedimentos cirúrgicos, a ancoragem esquelética pode ser utilizada para corrigir a má oclusão. Inclui a utilização de mini-implantes e miniplacas aparafusadas ao osso.

Para os doentes cujos problemas ortodônticos são tão graves que nem a modificação do crescimento nem a camuflagem oferecem uma solução, o realinhamento cirúrgico dos maxilares ou o reposicionamento dos segmentos dento-alveolares é o único tratamento possível. Nestes doentes, a cirurgia não substitui a ortodontia. Pelo contrário, deve ser devidamente coordenada com a ortodontia para obter bons resultados globais.

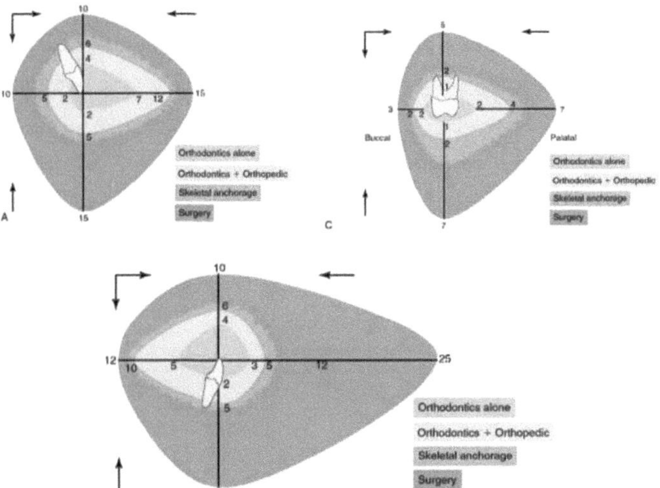

Fig 1: Envelope de discrepância, na maxila e na mandíbula

<table>
<tr><td colspan="2">General Limits of Surgical Movement of the Jaws</td></tr>
<tr><td>Mandibular advancement</td><td>6-8 mm</td></tr>
<tr><td>Mandibular setback</td><td>4-6 mm</td></tr>
<tr><td>Maxillary advancement</td><td>6-8 mm</td></tr>
<tr><td>Maxillary impaction</td><td>5-7 mm</td></tr>
</table>

<u>DIAGNÓSTICO E PLANEAMENTO DO TRATAMENTO</u>

O planeamento do tratamento ortodôntico é um processo interativo no qual o paciente ou os pais e o ortodontista actuam como co-decisores. O ortodontista é geralmente influenciado por questões mais subjectivas relacionadas com as suas necessidades, desejos e valores. A arte de sondar e ouvir cuidadosamente o paciente, como parte do processo de planeamento do tratamento, é uma competência essencial. As abordagens de diagnóstico e planeamento do tratamento para pacientes com deformidade dentofacial são basicamente as mesmas que para pacientes com distorções menos graves das proporções dentárias e faciais.[29]

Diferem em três aspectos importantes:

1. Os desvios das proporções normais podem ser graves e complexos, e a reação do doente à sua situação individual desempenha um papel importante na determinação da gravidade dos problemas associados.

2. As proporções dos tecidos moles do rosto assumem maior importância à medida que os desvios esqueléticos e dentários do normal se tornam cada vez mais graves.

3. Pode ser necessária a interação entre várias especialidades, como a ortodontia e a cirurgia maxilofacial, a cirurgia plástica facial, a periodontia e a prótese dentária. Coordenar os cuidados entre os vários profissionais de saúde e sequenciá-los adequadamente são partes essenciais do planeamento do tratamento para obter o máximo benefício.

A chave para o diagnóstico ortodôntico é reconhecer se existe um problema esquelético, a localização da desarmonia e o grau de displasia. Uma vez que isso seja determinado, um plano de tratamento mais apropriado pode ser desenvolvido.

Data base (case history, patient examination, Radiographic and model analysis)

⬇

Problem list in priority order – Diagnosis

⬇

Possible solution to the problem – Tentative treatment plan Discussed with the patient & modified

⬇

Optimal treatment plan

⬇

Execution of treatment

O diagnóstico e o planeamento do tratamento e a execução do tratamento compreendem quatro fases:[30]

Fase I: Inclui a montagem da base de dados, a síntese da lista de problemas, o diagnóstico e a conferência da equipa.

Fase II: Inclui o desenvolvimento de uma lista de problemas interdisciplinar com problemas dentofaciais por ordem de prioridade e possíveis soluções, que constituem o plano de tratamento provisório. É organizada uma conferência entre o paciente, os pais e a equipa médica para discutir o plano de tratamento provisório com o paciente e a família e chegar a um plano definitivo.

Fase III: Inclui a fase preparatória (restauração, endodontia, periodontia), o tratamento ortodôntico-cirúrgico definitivo e o acompanhamento contínuo da equipa, a reavaliação, a interação e a modificação da terapia.

Fase IV: A fase de manutenção.

A conferência paciente-pais deve incluir os três componentes seguintes:

(1) Uma descrição da lista de problemas pelo ortodontista. O paciente deve ter uma opinião sobre a priorização da lista de problemas,

(2) Deve ser apresentada uma revisão das considerações risco/benefício. Os méritos de cada alternativa de tratamento devem ser apresentados, incluindo a consideração de nenhum tratamento como uma opção, porque a maioria dos tratamentos ortodônticos é electiva, e

(3) A consideração das expectativas e dos valores do doente é de importância primordial.

Ackerman e Proffit sugeriram que o clínico é geralmente mais influenciado pelos resultados objectivos (ou seja, a lista de problemas), enquanto os pacientes são mais influenciados pelos resultados subjectivos (ou seja, a perceção que têm das suas necessidades e valores). O consentimento informado requer a obtenção da autorização do paciente para o tratamento, depois de explicados os riscos e decidido o plano de tratamento final.

A maioria dos pacientes de cirurgia ortognática são adultos, o ortodontista geralmente tem que ser competente em lidar com problemas que não são rotineiramente encontrados em adolescentes.[29] Estes incluem -

a) Doenças sistémicas crónicas

b) Gravidez

c) Consumo prolongado de medicamentos

EXAME CLÍNICO

O diagnóstico e o tratamento de qualquer deformidade dentofacial requerem um método de avaliação abrangente e passo a passo do paciente. Nesta avaliação sistemática do doente, os componentes dos tecidos moles, do esqueleto e dos dentes são examinados sequencialmente para determinar a contribuição de cada um para a anomalia estética e funcional do doente.[27] Os dados demográficos consistem em informações básicas do registo: nome, morada, idade, sexo, estado civil e tipo de emprego ou escola frequentada.

Registos recolhidos, tais como fotografias, modelos de estudo e cefalogramas laterais. Os registos adicionais incluem imagens fotográficas tridimensionais (3D), radiografias de feixe cónico 3D e imagens de vídeo do paciente.

Proporções faciais/Estética

A avaliação da estética facial é subjectiva e difícil. Esta dificuldade pode ser atenuada aplicando o princípio de Durer: Os rostos humanos desproporcionados são inestéticos, ao passo que as características proporcionais são aceitáveis, se não sempre belas. Por conseguinte, a avaliação dos rostos pode tornar-se menos subjectiva e mais precisa se substituirmos a estética pelas proporções.

Os melhores estudos recentes sobre as proporções faciais são os de Farkas, sobre canadianos de origem norte-europeia, onde foram estudadas extensas medidas antropométricas transversais. A relação proporcional entre a altura e a largura, mais do que o valor absoluto de qualquer uma delas, estabelece o tipo facial global. Um paciente com uma altura facial inferior longa e mordida aberta anterior pode ou não ter uma face desproporcionalmente longa que depende da largura da face. Numa face bem proporcionada, o rácio entre a largura bizigomática e a altura da face é de 0,88 para os homens e de 0,86 para as mulheres.

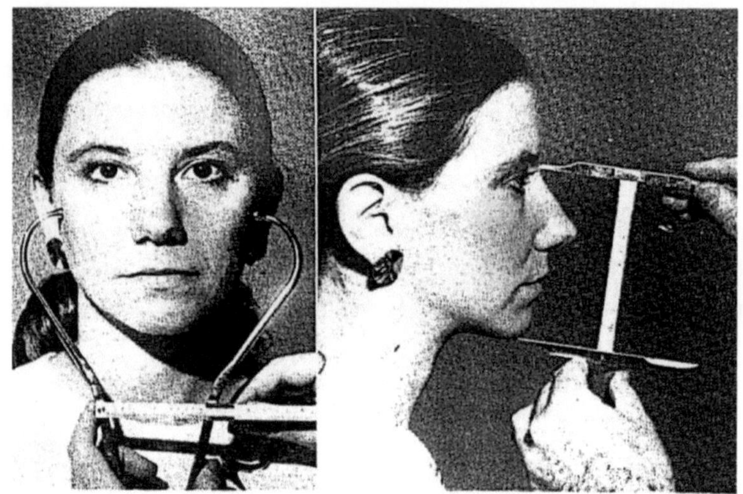

Fig. 2: O compasso de arco para a medição da largura bizigomática (zy-zy) e o compasso reto utilizado para as medições da altura facial

O exame clínico do rosto deve ser sempre efectuado com duas perguntas em mente:

1. O tratamento ortodôntico-cirúrgico poderá corrigir a estrutura dentária, esquelética e dos tecidos moles diagnosticada como anormal?

2. Como é que a correção ortodôntico-cirúrgica das estruturas anormais influenciaria as estruturas faciais consideradas normais?

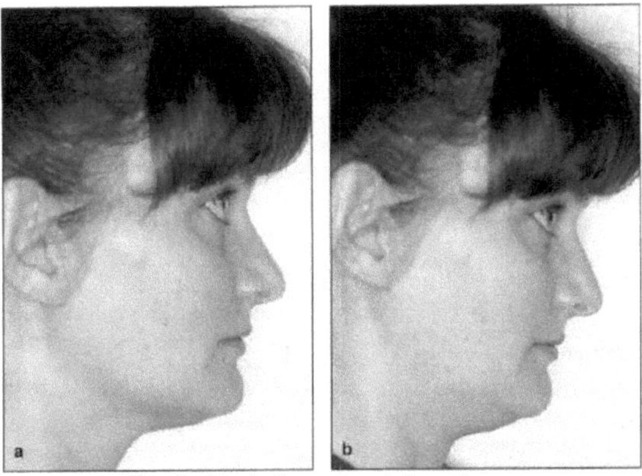
Fig. 3: Posição natural da cabeça

O doente deve ser examinado numa postura natural da cabeça, com os dentes em oclusão cêntrica e os lábios relaxados. A imagem acima ilustra o efeito profundo que uma alteração na postura da cabeça pode ter, por exemplo, na posição do queixo, no ângulo queixo-garganta e no comprimento queixo-garganta.

O tratamento ortodôntico e cirúrgico é planeado para produzir uma função ideal em oclusão cêntrica.[31] Por conseguinte, todos os dados de exame devem ser registados em oclusão cêntrica. No entanto, os pacientes com deficiência maxilar vertical e mordidas severamente fechadas são uma exceção a esta regra. Devido à altura inadequada da maxila, as mordidas destes pacientes são demasiado fechadas, levando à distorção dos seus lábios. Para avaliar com precisão os lábios destes pacientes e as relações entre os incisivos superiores e o lábio superior, eles devem ser avaliados numa postura de mordida aberta. Pode colocar um mordedor de cera entre os dentes para aumentar a dimensão vertical até os lábios se separarem. A falta de exposição dentária, a forma e espessura dos lábios, a posição anteroposterior do queixo, a prega labiomental, o comprimento do lábio superior, o ângulo nasolabial e a espessura dos tecidos moles podem agora ser avaliados de forma mais significativa.

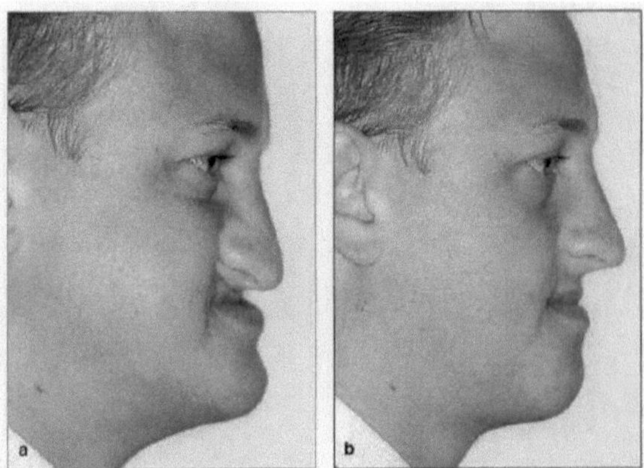

Fig. 4 - As alterações nas características dos tecidos moles num paciente com deficiência vertical da maxila em relação cêntrica e na posição de mordida aberta.

       É imperativo que o doente seja examinado com os lábios numa posição relaxada, uma vez que é impossível avaliar a relação entre o tecido mole e o tecido duro quando os lábios são forçados.

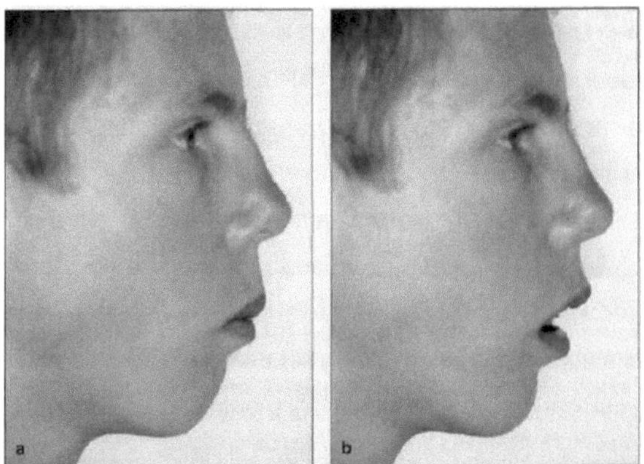

Fig. 5. O efeito da compensação muscular nos lábios e no queixo é demonstrado; note a alteração do espaço interlabial, da prega labiomental, da forma do queixo e dos lábios e da exposição dos dentes maxilares.

Análise Frontal:

A partir da vista frontal, é particularmente importante avaliar a forma facial, a dimensão transversal, a simetria facial, a relação vertical nos terços superior, médio e inferior do rosto e os lábios.[31]

Forma facial

A relação entre a largura facial e a altura vertical tem uma forte influência na harmonia facial. A proporção altura/largura é de 1:3:1 para as mulheres e de 1:35:1 para os homens. A largura bigonial deve ser aproximadamente 30% menor do que a dimensão bizigomática. Os tipos faciais curtos e quadrados estão frequentemente associados a uma má oclusão de mordida profunda de Classe II, deficiência vertical da maxila, hiperplasia massetérica e macrogenia, enquanto os tipos faciais longos e estreitos estão frequentemente associados a excesso vertical da maxila, nariz estreito, deficiência anteroposterior da mandíbula, microgenia, abóbada palatina alta e má oclusão de mordida aberta anterior.

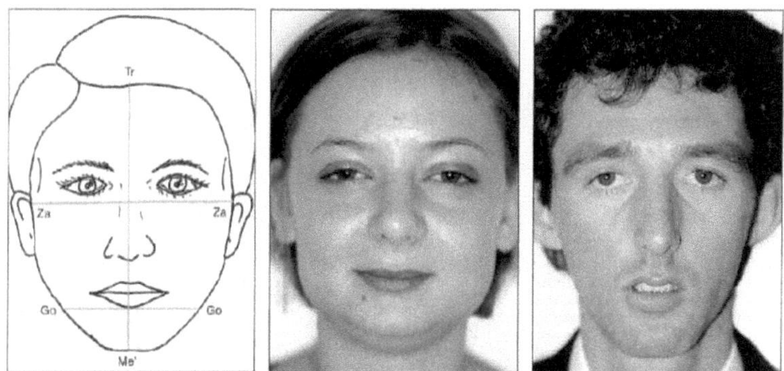

Fig: 6. Diferentes formas faciais e medição do índice facial

Dimensões transversais

A "regra dos quintos" é um método conveniente para avaliar as proporções faciais transversais. O rosto é dividido em cinco partes iguais - cada uma com a largura aproximada do olho - desde a hélice até ao ponto das orelhas exteriores.

O quinto exterior é medido a partir da hélice central das orelhas até ao canto exterior dos olhos. Os dois quintos mediais da face são medidos do canto externo ao canto interno dos olhos. O bordo exterior deve coincidir com os ângulos da mandíbula. Em doentes com hipertrofia do músculo masséter, os ângulos gonadais cairão bem lateralmente a esta linha, enquanto em doentes com faces longas haverá uma tendência para os ângulos gonadais serem mediais a estas linhas. Dentro dos quintos mediais, deve ter em atenção que a largura da boca deve aproximar-se da distância entre as margens internas da íris dos olhos. O quinto médio é delineado pelo canto interno dos olhos. Nos doentes com hipertelorismo, este quinto estará desproporcionado em relação aos outros quatro quintos. A asa do nariz deve coincidir com estas linhas. Nos doentes em que se considera o avanço da maxila e/ou o reposicionamento superior e a asa fica fora das linhas, está indicado o controlo da largura da asa durante a cirurgia.

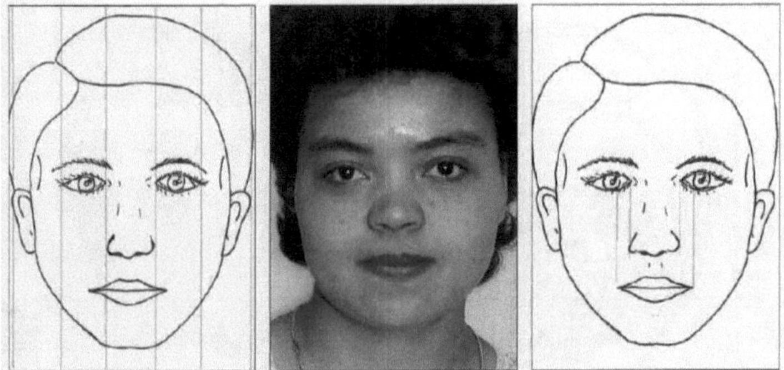

Fig. 7. A "regra das quintas"

Simetria facial

Para avaliar a simetria facial, é traçada uma linha imaginária através dos tecidos moles da glabela, do pronasal, do centro do filtro do lábio superior e do lábio inferior e do pogónio dos tecidos moles

As linhas médias dentárias maxilar e mandibular devem ser avaliadas em relação à linha média facial, bem como em relação uma à outra.

A radiografia cefalométrica póstero-anterior é indicada quando está presente uma assimetria clinicamente significativa. Isto permitirá ao clínico distinguir entre osso, tecido mole ou uma combinação dos dois como factores etiológicos.

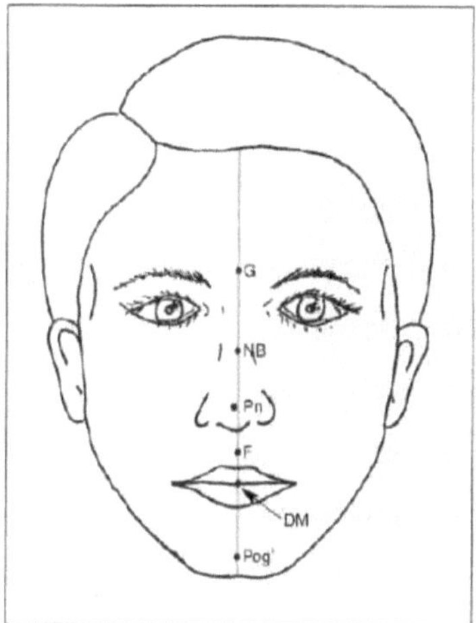

Fig. 8: Avaliação da linha média

Relação vertical

Na dimensão vertical, a face pode ser dividida em três partes iguais

(1) Terço superior (da linha do cabelo [tricónio] até à zona glabelar),

(2) Terço médio (da zona glabelar à subnasal), e

(3) Terço inferior (subnasal a mentoniano)

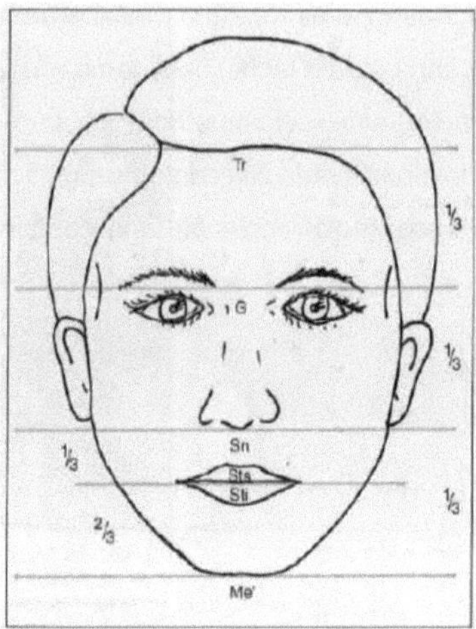

Fig. 9: Demonstra a divisão da face na horizontal

Terço superior do rosto

Estes indicam deformações craniofaciais, que normalmente podem ser disfarçadas por um penteado adequado.

Terço médio do rosto

Geralmente, não se vê esclerótica acima ou abaixo da íris numa posição de pálpebras relaxadas com o doente a olhar para a frente numa postura natural da cabeça. Os indivíduos com uma deficiência na face média tendem a mostrar a esclerótica abaixo da íris do olho.

O contorno osso da bochecha-base nasal-lábio é uma linha de contorno conveniente para avaliar a harmonia das estruturas da face média (zigoma, maxila e base nasal) com a área paranasal e o lábio superior. Esta linha começa imediatamente antes da orelha, estende-se para a frente através do osso da bochecha e, em seguida, corre anteroinferiormente sobre a maxila adjacente à base alar do nariz, terminando lateralmente à comissura da boca.

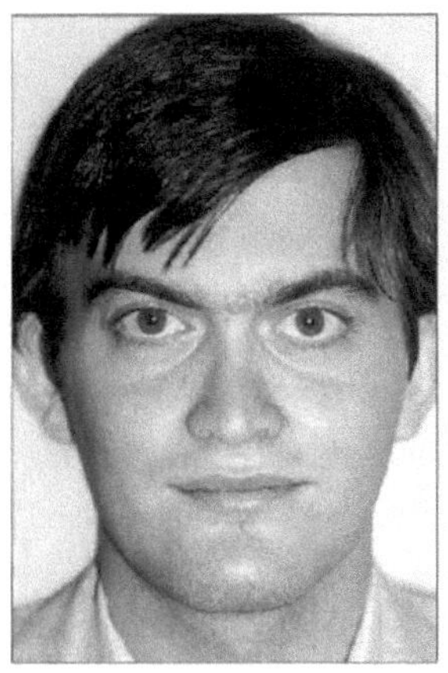 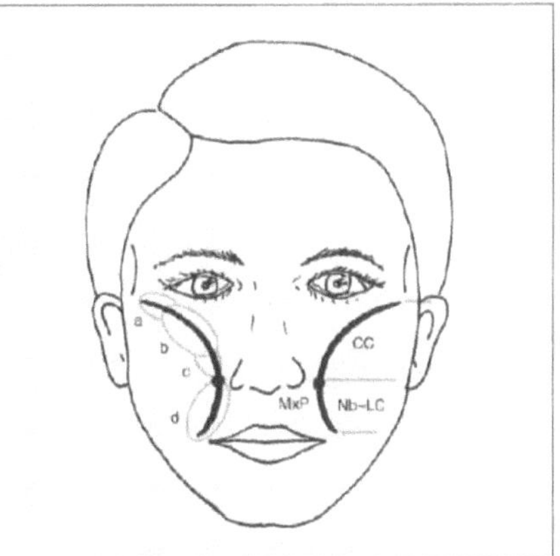

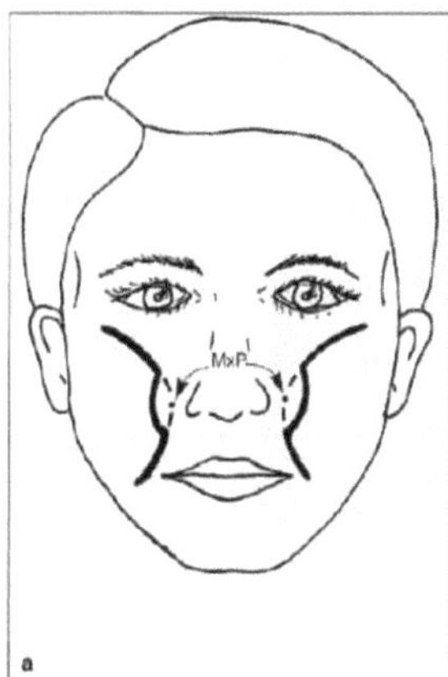 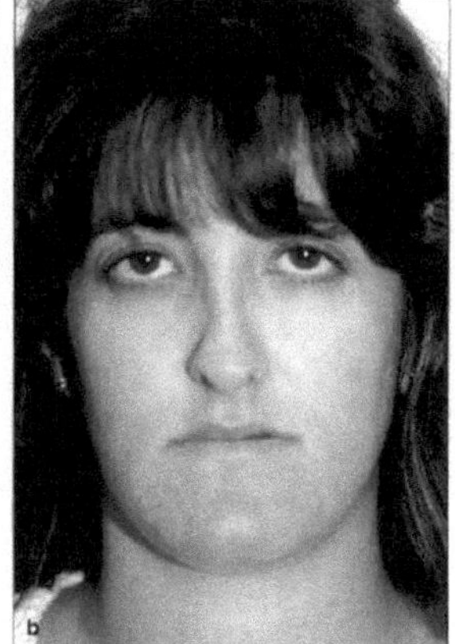

As figuras 10, 11 e 12 ilustram uma clara interrupção da linha na área maxilar, indicando uma deficiência antero-posterior maxilar.

Terço inferior do rosto

A altura vertical do rosto entre o terço médio e o terço inferior deve ter uma relação de 5:6. O comprimento do lábio superior (subnasal ao estomago superior) deve corresponder a um terço do terço inferior da face. A distância entre o estónio inferior e o mento dos tecidos moles deve ser igual a dois terços da altura do terço inferior da face.

O comprimento normal do lábio superior é de 20+2 mm para as mulheres e 22+2 mm para os homens, medido do subnasal ao lábio superior inferior (stomion Suprius). Se o lábio superior for anatomicamente curto, existe uma tendência para o espaço interlabial ser maior do que o normal e para uma maior exposição dos dentes maxilares com uma altura facial inferior normal.

O comprimento do lábio inferior é de 40+2 mm para as mulheres e 44+2 mm para os homens, medido a partir do lábio inferior superior (stomion inferius) até ao mento do tecido mole. O lábio inferior pode muitas vezes parecer curto devido à postura causada pela interferência dos incisivos superiores em casos de mordida profunda. O comprimento do lábio superior deve estar relacionado com a altura dentária anterior inferior.

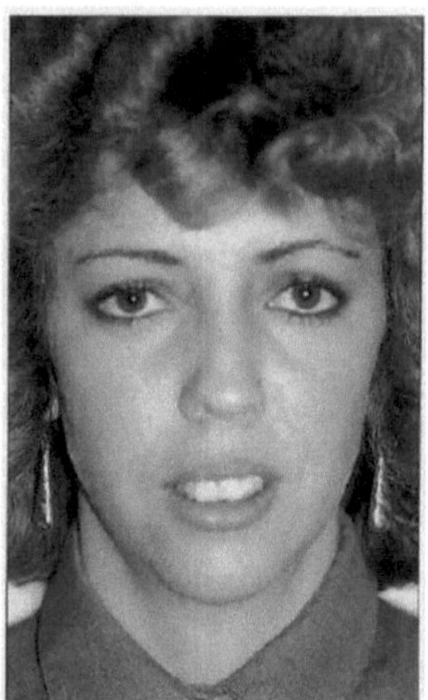

Fig. 13: Ilustra o comprimento suficiente do lábio superior com excesso de maxilar esquelético

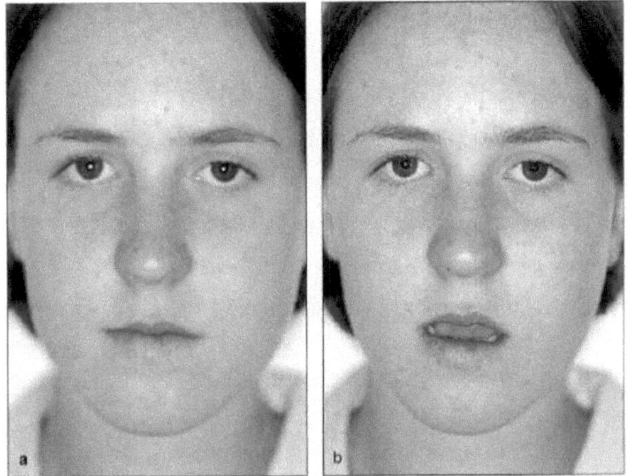

Fig. 14. Avaliação da relação dente-lábio com a mandíbula rodada e aberta até os lábios se separarem.

A inclinação do plano oclusal é avaliada, especialmente em indivíduos com assimetria facial, pedindo ao paciente para morder uma espátula de madeira e depois relacionar o plano oclusal com o plano interpupilar

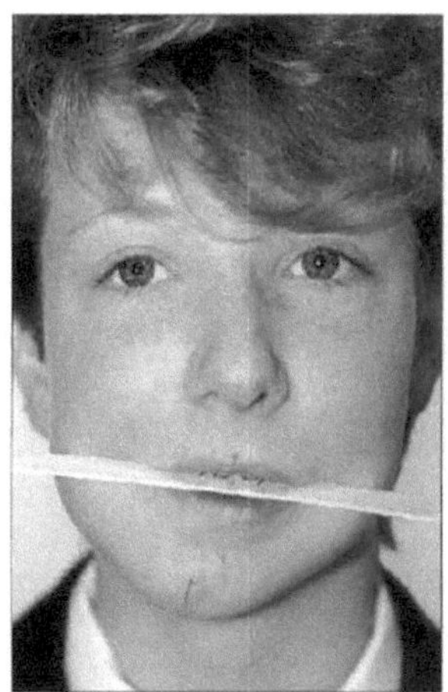

Fig: 15 A inclinação do plano oclusal

Lábios

Os lábios são extremamente importantes para a estética global. A simetria labial deve ser avaliada. O lábio inferior geralmente apresenta 25% mais vermelhão do que o lábio superior, e os lábios devem estar 0 a 3 mm afastados em repouso. As diferenças raciais na espessura e forma dos lábios devem ser tidas em conta para efeitos de planeamento do tratamento. Em pacientes com mordidas fechadas, a relação entre os lábios e os dentes deve ser avaliada com os lábios relaxados e os maxilares afastados até os lábios se separarem. A acentuação do arco de Cupido do lábio superior pode levar à exposição apenas dos incisivos centrais superiores.

Análise do perfil:[32]

Terço superior do rosto

Os rebordos supra-orbitais projectam-se normalmente 5 a 10 mm para além da projeção mais anterior do globo ocular. Deve distinguir-se entre saliência frontal, hipoplasia supra-orbitária, exoftalmia ou enoftalmia.

Terço médio do rosto

É útil examinar os terços médio e superior do rosto isoladamente, e mascarar o terço inferior com um cartão elimina qualquer influência indevida que este terço possa ter na perceção do rosto como um todo. O nariz, as bochechas e as áreas paranasais são avaliados sequencialmente.

Nariz

A forma do dorso é registada como normal, convexa ou côncava. A projeção da ponte nasal deve ser anterior aos globos (5 a 8 mm). A aparência da ponta nasal é avaliada quanto à presença de um bico supratipal e quanto à definição e projeção da ponta.

Os globos projectam-se geralmente 0 a 2 mm à frente dos rebordos infra-orbitais, enquanto os rebordos orbitais laterais se situam 8 a 12 mm atrás da projeção mais anterior dos globos

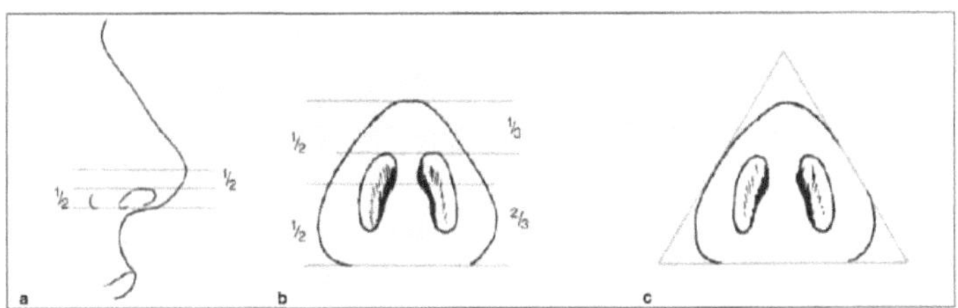

Fig: 16 Avaliação do aspeto da ponta nasal

As bochechas devem apresentar uma convexidade geral desde o ápice do osso da bochecha até à comissura da boca. Esta linha de convexidade, designada por contorno da curva lábio-base da bochecha, requer um exame simultâneo frontal e de perfil. Esta linha começa imediatamente antes da orelha, estendendo-se para a frente através do osso da bochecha, depois antero inferiormente sobre a maxila adjacente à base alar do nariz e terminando lateralmente à comissura da boca. A linha deve formar uma curva suave e contínua, sem interrupções. Uma interrupção da curva pode indicar uma deformidade esquelética aparente. A interrupção da linha encontra-se na área maxilar, indicando uma deficiência antero-posterior da maxila, e inferiormente à secção do lábio superior, indicando um excesso antero-posterior da mandíbula.

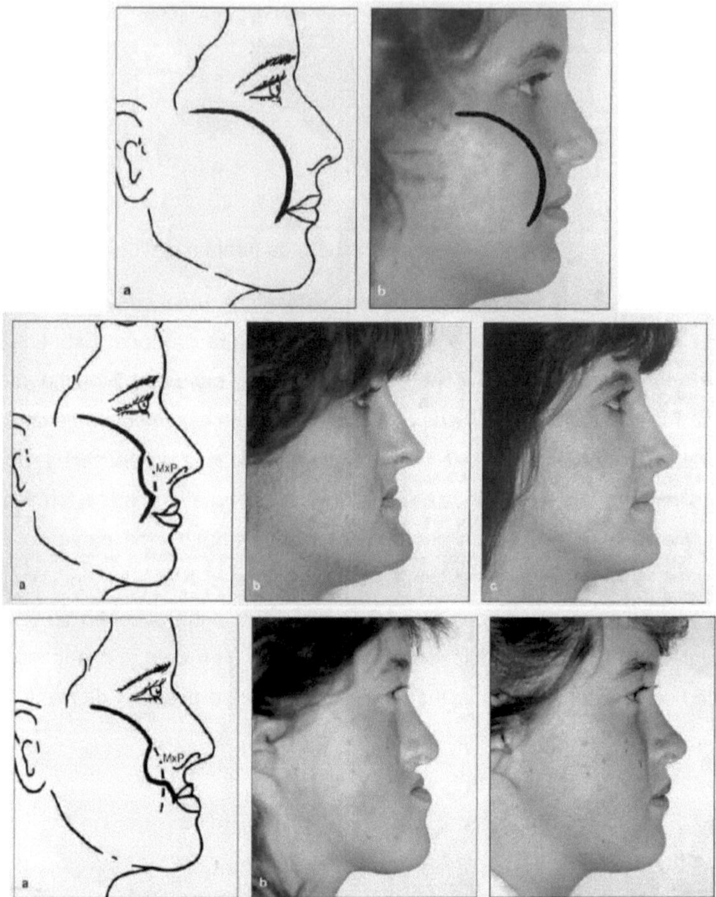

A Fig. 17 ilustra uma clara interrupção desta linha na área maxilar, indicando uma deficiência antero-posterior maxilar.

Áreas paranasais

A área paranasal desempenha um papel importante na distinção entre a deficiência do terço médio e o excesso antero-posterior da mandíbula. O rácio da distância linear (horizontalmente) da ponta nasal ao subnasal e do subnasal à prega da base alar é normalmente 2:1 um rácio mais próximo de 1:1 indica deficiência maxilar antero-posterior. Um rácio aumentado indica uma diminuição da projeção nasal. Se todos os outros factores forem iguais, os doentes com uma má oclusão de Classe III, projeção nasal diminuída e nariz curto devem ser tratados com recuo mandibular em vez de avanço maxilar.

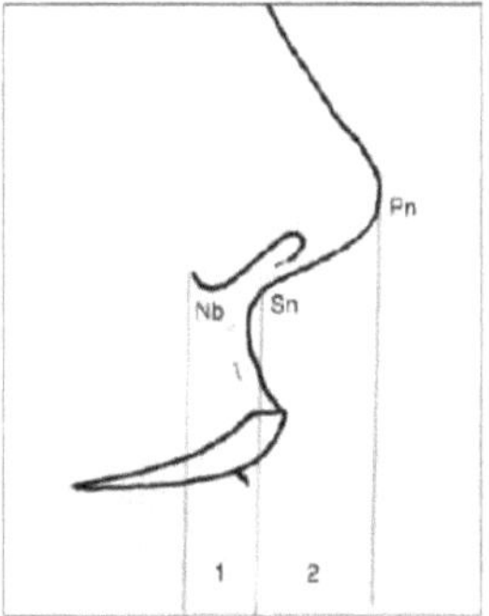

Fig: 18 A projeção nasal

Terço inferior do rosto

Um exame sistemático do terço inferior do rosto inclui a avaliação dos lábios, da prega labiomental, do ângulo nasolabial, do queixo e da zona da garganta do queixo.

Lábios

A protrusão, a retrusão e a espessura dos tecidos moles de cada lábio são avaliadas com os lábios em repouso. O lábio superior projecta-se geralmente ligeiramente anterior ao lábio inferior. As posições dos lábios estão relacionadas com a posição dentária subjacente, como a protrusão dentária maxilar ou a falta de apoio do lábio superior causada, por exemplo, por uma má oclusão de Classe II, divisão 2 ou por uma reação ortodôntica excessiva dos incisivos superiores.

Um indivíduo com um aumento excessivo do vermelhão do lábio inferior e uma prega labiomentoniana profunda também tem frequentemente uma má oclusão de Classe II, Divisão 1. A posição anterioposterior do lábio pode ser

31

avaliada com a ajuda da linha E ou da linha S, conforme orientações

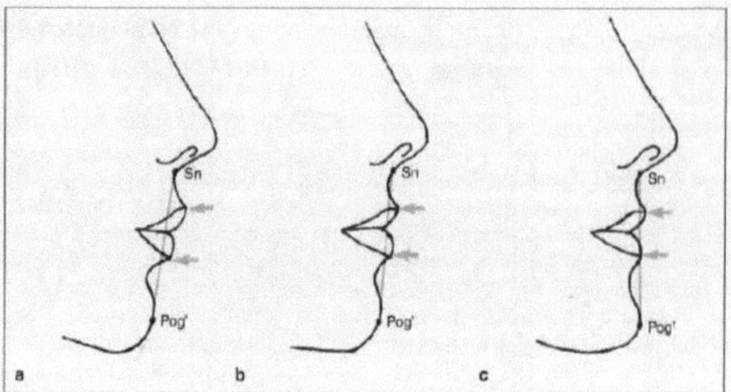

Fig: 19 O plano facial inferior

A linha subnasal-pogonion, também designada por plano facial inferior, é um guia inadequado para avaliar a posição dos lábios e planear o posicionamento ortodôntico e cirúrgico dos incisivos, bem como o posicionamento cirúrgico do mento. O lábio superior deve estar 3 + 1 mm à frente desta linha e o lábio inferior 2 + 1 mm à frente desta linha. Devem ser evitadas as extracções seguidas de retração dos incisivos para trás da linha subnasal-pogoniana.

Prega labiomental (Fig. 20)

O contorno lábio-queixo inferior deve ter uma curva em S suave, com um ângulo lábio-queixo inferior de pelo menos 130 graus. O ângulo é frequentemente agudo nos casos de deficiência antero-posterior mandibular de Classe II, devido ao impacto do incisivo superior no lábio inferior ou à macrogenia. O ângulo é achatado em indivíduos com microgenia ou tensão do lábio inferior causada por má oclusão de Classe III.

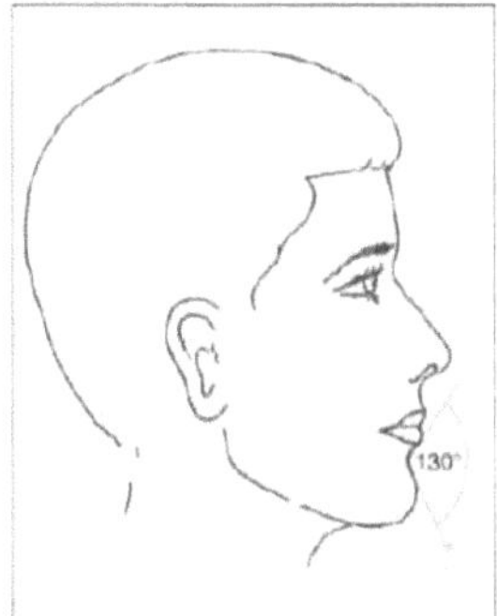

Fig: 20 Avaliação do sulco mentolabial

Ângulo nasolabial (Fig. 21)

O ângulo nasolabial, que é medido entre a inclinação da columela e o lábio superior, deve situar-se entre 85 e 105 graus. Nas mulheres, é aceitável um ângulo ligeiramente maior, enquanto que um ângulo mais pequeno é considerado esteticamente agradável nos homens. Os pacientes com deficiência antero-posterior da mandíbula têm ângulos nasolabiais aumentados, enquanto este ângulo é geralmente agudo em indivíduos com relações de Classe III.

O reposicionamento cirúrgico da maxila também afecta o ângulo nasolabial. Em geral, a maxila nunca deve ser movida posteriormente, especialmente em combinação com o reposicionamento superior. Este movimento cirúrgico leva à perda de suporte labial, aumento do ângulo nasolabial, aumento da projeção nasal e achatamento da base nasal. Estas alterações resultam numa estética deficiente e num efeito de envelhecimento prematuro. A maxila deve ser deslocada posteriormente apenas em indivíduos com verdadeira protrusão maxilar, o que ocorre muito raramente.

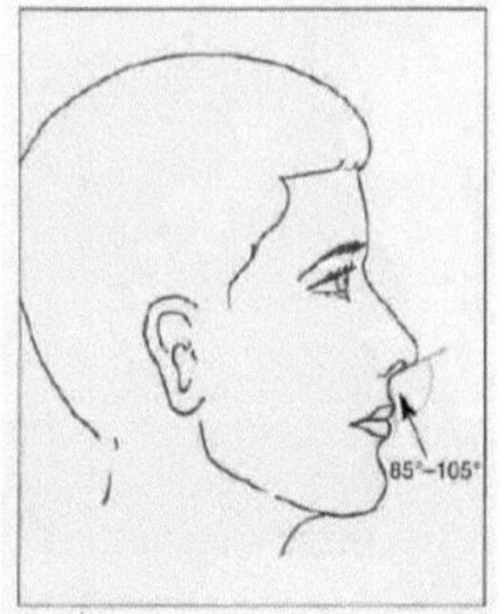

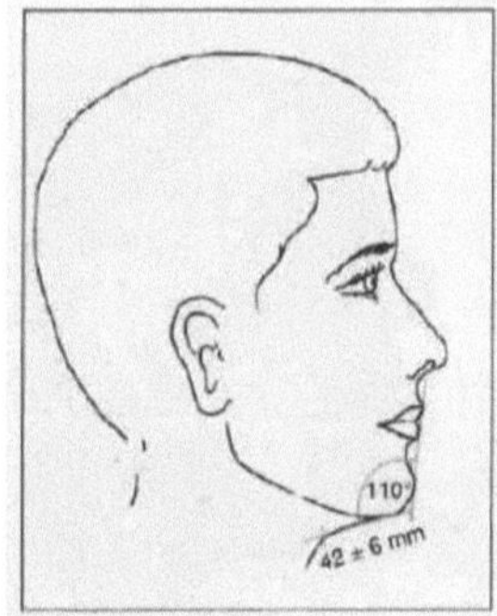

Fig: 21,22 Avaliação do ângulo nasolabial e da queixada

Queixo

A projeção do queixo deve estar em bom equilíbrio com todo o perfil. A largura do queixo deve ser avaliada em relação à forma facial global. Um queixo estreito tem frequentemente um aspeto nodoso e, se for planeado um avanço cirúrgico do queixo, deve ser contemplado o alargamento do queixo.

Zona do queixo e da **garganta** (Fig. 22) A presença de um queixo "duplo" e de tecido adiposo deve ser notada. O ângulo queixo-garganta (normalmente 110 graus) proporciona uma definição fina. A distância entre o ângulo pescoço-garganta e o pogónio de tecido mole deve ser de aproximadamente 42 mm. Estas observações são pertinentes quando se consideram procedimentos de recuo ou avanço mandibular, genioplastia (avanço ou redução) ou lipoaspiração submental.

EXAME FUNCIONAL

O exame funcional inclui a função da articulação temporomandibular (ATM), a presença de um desvio funcional mandibular e a localização da linha média facial e das relações lábio/incisivo.[31]

Função da articulação temporomandibular

Deve ser efectuado um exame completo da ATM no exame inicial. Este exame deve incluir uma avaliação de qualquer dor, crepitação ou estalido na articulação, qualquer dor na musculatura mastigatória associada, uma avaliação da trajetória de abertura, juntamente com medições da abertura máxima e movimentos mandibulares excursivos.

Desvio funcional mandibular

A posição ântero-posterior da mandíbula em relação à maxila é, muitas vezes, a discrepância mais óbvia que inicia o desejo de um paciente de procurar uma cirurgia ortognática.

Dependendo da análise funcional, podem ser diferenciados dois tipos de desvio mandibular esquelético:

Laterognatismo: (fig. 23) O centro da mandíbula não está alinhado com a linha média facial em repouso e em oclusão. Estas displasias constituem uma verdadeira assimetria neuromuscular ou anatómica. O prognóstico é desfavorável para a terapia causal. [32]

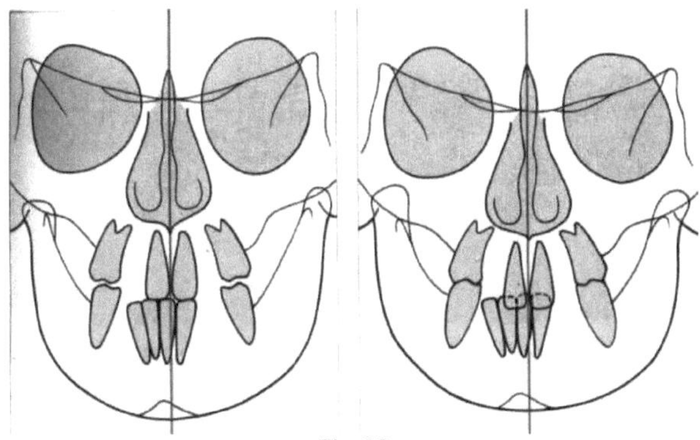

Fig.23

Lateroclusão: (fig. 24) O desvio da linha média esquelética da mandíbula só pode ser observado em posição oclusal; em repouso postural, ambas as linhas médias estão bem alinhadas. O desvio é devido à orientação dentária.[32]

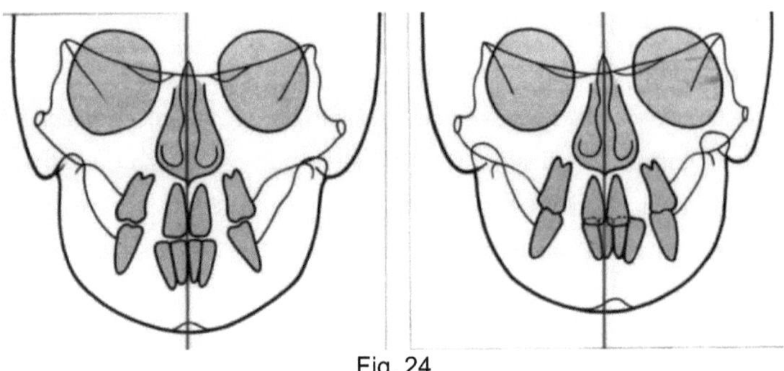

Fig. 24

Linha média facial -

Embora a linha média facial possa ser avaliada a partir de uma fotografia frontal, muitas subtilezas podem ser melhor apreciadas durante um exame clínico, como a distopia, o desalinhamento das orelhas, as assimetrias subtis dos tecidos moles e a posição natural da cabeça.

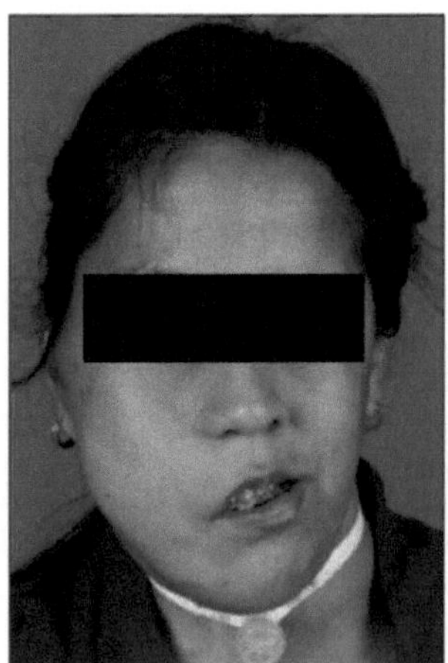

Fig: 25. Assimetria esquelética.

Relações Lábio/Incisor -

A relação entre os incisivos superiores e o lábio superior é uma interação complexa e é afetada pela posição do incisivo no osso alveolar da maxila, pela posição da maxila e pelo comprimento e espessura do lábio superior:

• Mostra incisal em repouso

• Mostra incisal no sorriso completo

• Comprimento do lábio superior - No caso de um lábio superior comprido, pode ser impossível obter uma relação ideal entre o lábio e o incisivo sem intervenção cirúrgica.

• Profundidade do sulco - A profundidade do sulco típica e saudável situa-se entre 1 e 3 mm. Uma profundidade excessiva do sulco está associada a uma coroa clínica curta e deve ser exposta através de um recontorno gengival.

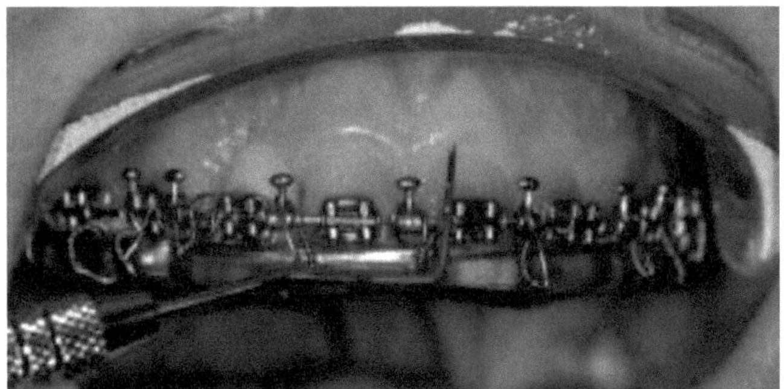

Fig. 26 Sondagem sulcular

AVALIAÇÃO RADIOGRÁFICA

A informação das radiografias cefalométricas laterais e, se indicado, posteroanteriores, constitui uma parte importante da base de dados para o planeamento do tratamento cirúrgico ortognático. A análise cefalométrica permite ao clínico quantificar, classificar e comunicar; criar um plano de tratamento através de um objetivo de tratamento visual; ajudar a planear a extração de dentes; monitorizar o progresso durante o tratamento; alterações específicas durante e após o tratamento para avaliar os resultados do tratamento; e estudar o crescimento facial.[31]

A radiografia cefalométrica deve ser tirada com a cabeça do paciente numa postura natural, os dentes em oclusão cêntrica e os lábios em repouso.

Avaliação cefalométrica

A avaliação cefalométrica não é o principal meio de diagnóstico para determinar o tratamento cirúrgico. O objetivo principal do tratamento é tornar a aparência facial mais normal.

A forma da cabeça depende principalmente da arquitetura esquelética básica. Assim, a análise do esqueleto é obrigatória para identificar e classificar qualquer deformidade. Foram propostas inúmeras análises para estudar as relações esqueléticas. São elas;

- **Análise de Burstone**[33]
- **Análise do quadrilátero de Dipaolo** [34]
- **Análise das linhas** [35]
- **A análise de Moyer** [36]

Charles J. Burstone, em 1978, desenvolveu a cefalometria para cirurgia ortognática (**COGS**), que descreve a posição horizontal e vertical dos ossos faciais através da utilização de um sistema de coordenadas constantes.[33]

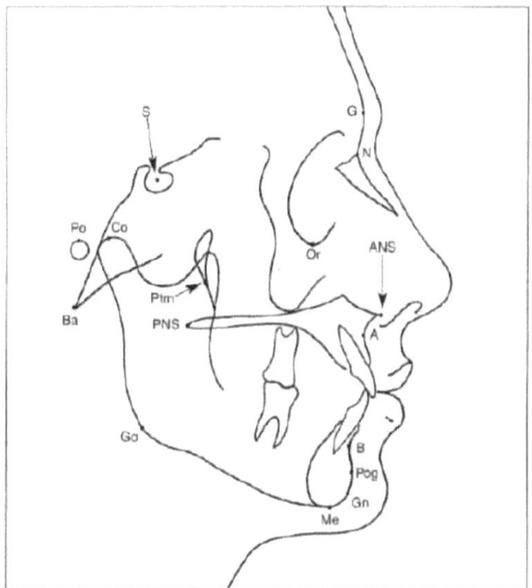

Fig: 27 Os pontos cefalométricos

Base do crânio:

A linha de base para comparação é um plano construído chamado plano horizontal (HP), que é um substituto do plano de Frankfort. É construído desenhando uma linha 70 da sela ao násio. Todas as medições são efectuadas paralelamente ou perpendicularmente ao plano HP.

Comprimento da base do crânio:

É uma medida paralela à HP de Ar - N.

Ar - PTM: A distância articular à fissura pterigomaxilar é medida paralelamente à HP para determinar a distância horizontal entre a face posterior da mandíbula e a maxila.

Perfil esquelético horizontal: É efectuado para avaliar a quantidade de harmonia. É chamado de perfil esquelético horizontal porque todas as medições são feitas paralelamente à HP e a maioria das correcções cirúrgicas são feitas principalmente na direção ântero-posterior.

1. Convexidade facial esquelética: Medida pelo ângulo formado pela linha N-A e a linha A até Pg.

2. N - Vertical; Uma linha perpendicular a partir de HP passa por N. O ponto anatómico inferior é medido horizontalmente em relação à estrutura superior, sendo o mais (+) anterior e o menos (-) posterior. .

3. N - B é medido num plano paralelo a HP a partir da perpendicular caída de N. Descreve a posição horizontal da base apical da mandíbula.

4. N - Pg é medido num plano paralelo a HP a partir da perpendicular descida de N. Indica a proeminência do queixo.

Vertical esquelética e dentária:

A discrepância esquelética vertical pode refletir uma displasia anterior, posterior ou complexa da face. Por conseguinte, as medidas cefalométricas verticais são divididas em 1) componentes anteriores e 2) componentes posteriores.

O componente anterior subdivide-se em
1. Terço médio da altura do rosto.
2. Distância de N - ANS - medida perpendicularmente a HP
3. Altura do terço inferior da face - medida a partir da ENA - GN que é medida perpendicularmente à HP.

O componente posterior subdivide-se em
1. A altura posterior do maxilar é o comprimento de uma linha perpendicular que parte de HP e intersecta o PNS.
2. A divergência da mandíbula para posterior é indicada pelo ângulo MP. MP - HP, que é o ângulo formado entre uma linha de Go e Gn e HP quando intersecta Gn.

3. Este ângulo relaciona a divergência facial posterior em relação à altura facial anterior.

4. A altura posterior do maxilar e o ângulo MP definem a displasia vertical dos componentes posteriores.

5. Estas medidas esqueléticas verticais da face ajudarão no diagnóstico de hiperplasia ou hipoplasia vertical anterior e posterior ou total e de rotação no sentido dos ponteiros do relógio e no sentido contrário ao dos ponteiros do relógio da maxila e da mandíbula.

A displasia dentária vertical divide-se em componentes anteriores e posteriores.

1. Altura dentária maxilar anterior: A perpendicular é baixada dos bordos incisais dos incisivos centrais superiores para NF.

2. Altura mandibular anterior: A perpendicular é baixada do bordo incisal do incisivo central mandibular para MP.

3. Incisivo central superior direito perpendicular ao NF: a dimensão vertical total da pré-maxila a partir da abertura piriforme perpendicular à ponta da coroa do incisivo superior é representada como 11 NF perpendiculares.

4. Incisivo central inferior perpendicular a MP: a dimensão vertical total da mandíbula anterior a partir de MP perpendicular à ponta da coroa do incisivo mandibular.

Medidas dentárias posteriores:

1. **16/26 para NF:** é o comprimento perpendicular de uma linha que passa pela ponta mesio-bucal da cúspide do primeiro molar superior construída para NF.

2. **36/46 a MP:** é o comprimento perpendicular de uma linha que passa pela ponta mesio-bucal da cúspide do primeiro molar inferior construída até MP.

MAXILA E MANDÍBULA:

Maxila:

1. PNS - ANS: O comprimento total efetivo do maxilar é uma distância de PNS - ANS que se projecta numa linha paralela a HP.

Mandíbula:

1. Ar - Go: Uma linha de Ar a Go quantifica o comprimento do ramo mandibular.

2. Vá - Pg: O comprimento do corpo mandibular.

3. Ar-Go- Gn: É o ângulo goníaco que representa a relação entre o plano ramal e o MP.

4. B - Pg: É a distância do ponto B a uma linha perpendicular a MP através de Pg. Esta linha descreve a proeminência do queixo relacionada com a base da dentadura mandibular.

Dentária: Para avaliar cefalometricamente as anomalias dentárias, os dentes são relacionados com o plano oclusal ou plano em cada maxilar como plano MP e NF.

1. O **plano oclusal** é traçado a partir do sulco vestibular dos primeiros molares permanentes através de um ponto 1 mm apical da borda incisal do incisivo central em cada arco. O plano oclusal é formado entre este plano e o HP. Se os dentes se sobrepuserem anteriormente para produzir uma sobremordida, o PO pode ser traçado como uma única linha.

2. AB - OP: Para medir AB - OP, a linha perpendicular é largada em OP a partir dos pontos A e B, respetivamente, e depois mede-se a distância entre estas duas intersecções lineares. Esta distância é a relação da base apical maxilar e mandibular com a OP.

3. Superior 1 - NF (ângulo): Este ângulo é construído a partir de uma linha traçada desde o bordo incisal do incisivo, passando pela ponta da raiz, até ao ponto de intersecção com NF.

4. inferior 1 - MP (ângulo): Este ângulo é construído a partir de uma linha traçada desde o bordo incisal do incisivo, passando pela ponta da raiz, até ao ponto de intersecção com MP.

Estes ângulos determinam a procumbência ou recumbência do incisivo.

Planos de tecidos moles (Fig. 28)

Plano facial: Estende-se do nasion ao pogonion (N'-Pog')

Plano facial superior: Estende-se do tecido mole da glabela ao subnasal (G'- Sn)

Plano facial inferior: Estende-se do subnasal ao tecido mole - - pogónio (Sn-Pog')

Linha S: Formada pela ligação dos tecidos moles do pogónio a um ponto a meio caminho entre o pronasal e o subnasal

Linha E (plano estético): Estende-se desde a ponta do nariz (pronasal) até ao pogónio do tecido mole (Pn-Pog')

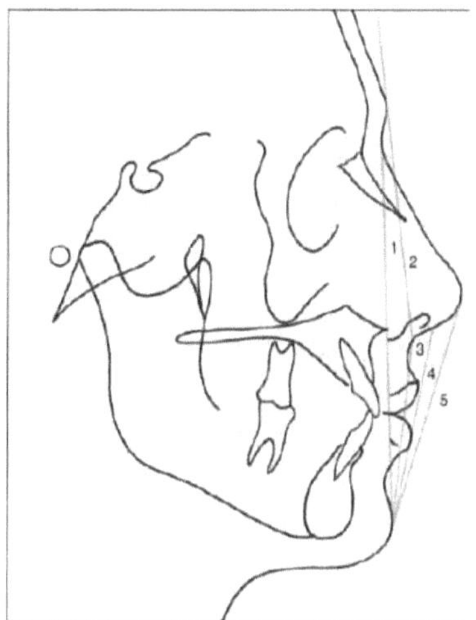

Fig: 28 Os planos dos tecidos moles

Avaliação vertical dos tecidos moles (Fig. 29)

Relação entre a altura do terço médio e inferior da face Mede-se a distância de G' a Sn (altura do terço médio da face, ou MFH) e de Sn a Me' (altura do terço inferior da face, ou LFH). O rácio deve ser de aproximadamente 1:1.

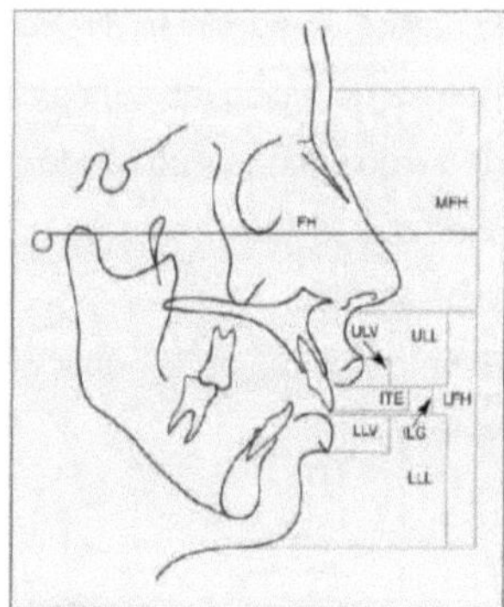

Fig: 29

Comprimento do lábio superior

O comprimento do lábio superior (LSI) é medido de Sn a Sts e deve ser de 22 + 2 mm para os homens e 20 + 2 mm para as mulheres. Os doentes com lábios superiores compridos tendem a ter uma menor exposição dos incisivos superiores, enquanto os indivíduos com lábios superiores curtos tendem a ter um maior espaço interlabial com uma maior exposição dos incisivos superiores.

Lábio inferior / comprimento do queixo

O comprimento do lábio inferior/canino (LLL) é medido de St a Me e deve ser de 44 + 2 mm para os machos e de 40 + 2 mm para as fêmeas. Um aumento da dimensão vertical pode indicar um aumento da altura vertical anterior da mandíbula, enquanto uma diminuição pode indicar uma altura mandibular anterior curta.

Relação entre o comprimento do lábio superior e o comprimento do lábio inferior/canino

O comprimento do lábio superior (ULL, ou Sn-Sts) deve ser aproximadamente metade do comprimento do lábio inferior e do queixo (LLL, ou Sti-Me'). Uma diminuição da relação vertical indica um lábio superior longo ou uma deficiência vertical da altura mandibular anterior. Um aumento da relação pode ser devido a um lábio superior curto ou a um excesso vertical da mandíbula anterior.

Fenda interlabial

Quando os lábios estão relaxados, devem estar apenas a tocar-se, embora um intervalo interlabial (ILG) de 1 a 3 mm seja considerado normal. Um intervalo interlabial aumentado (superior a 4 mm) é normalmente uma indicação de incompetência labial devido a um excesso vertical da maxila. Os pacientes com um lábio superior curto, no entanto, também tendem a ter um espaço interlabial aumentado.

Exposição do dente incisivo superior

Quando os lábios do paciente estão relaxados, 1 a 4 mm dos incisivos superiores devem ser visíveis sob o lábio superior. A falta de exposição dentária (ITE) pode ser uma indicação de deficiência vertical maxilar. Enquanto que mais de 4 mm de exposição dentária pode indicar excesso vertical maxilar. O comprimento do lábio superior deve ser tido em conta nesta avaliação.

Altura do vermelhão do lábio superior e inferior

A altura do vermelhão do lábio superior (ULV) deve ser 25% menor do que a altura do vermelhão do lábio inferior (LLV). Em resumo Ls-Sts: Sti-Li em 3:4. As alturas do vermelhão são específicas da raça, um facto que deve ser tido em conta durante a avaliação. O aumento da exposição do vermelhão do lábio inferior pode ser devido à eversão do lábio inferior causada pela incompetência labial em pacientes com excesso maxilar vertical. O lábio inferior também é frequentemente evertido em casos de mordida profunda de Classe II ou Classe II, divisão 1, onde o lábio inferior é rolado para fora pelos incisivos superiores.

O quadro seguinte resume as relações verticais dos tecidos moles[31] .

Vertical relationship	Normal value
Middle facial height:lower facial height (MFH:LFH) = G'-Sn:Sn-Me'	1:1
Upper lip length (ULL) = Sn-Sts	20 ± 2 mm (females) 22 ± 2 mm (males)
Lower lip/chin length (LLL) = Sti-Me'	40 ± 2 mm (females) 44 ± 2 mm (males)
Upper lip length:lower lip/chin length (ULL:LLL) = Sn-Sts:Sti-Me'	1:2
Sn-LLV:LLV-Me'	1:0.9
Interlabial gap (ILG)	0 to 3 mm
Maxillary incisor tooth exposure (ITE) = Sts-Maxillary incisor tip	1 to 4 mm
Upper lip vermilion:lower lip vermilion (ULV:LLV) = Ls-Sts:Sti-Li	3:4

Avaliação antero-posterior dos tecidos moles

Ângulo nasolabial (Fig. 30)

O ângulo nasolabial é formado por uma linha tangente à columela e uma linha tangente ao lábio superior. Um valor de 85 a 105 graus é considerado normal. No sexo masculino. O ângulo é geralmente mais agudo, enquanto nas mulheres um ângulo mais obtuso é considerado atrativo.

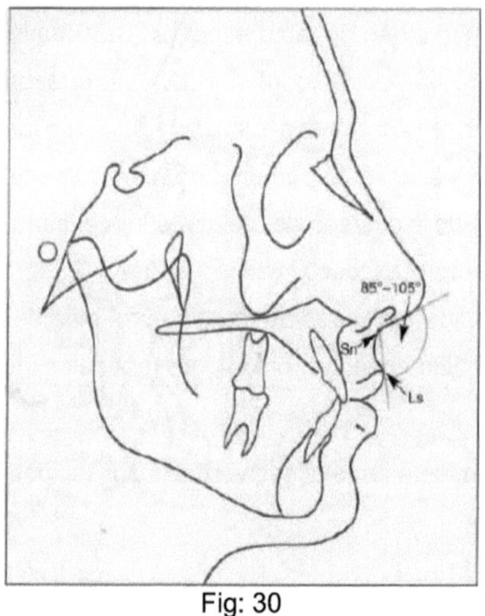

Fig: 30

Proeminência labial (Fig. 31,32)

É traçada uma linha desde o subnasal até ao pogónio dos tecidos moles (plano facial inferior). A distância perpendicular do lábio superior (Ls) à frente desta linha deve ser de 3 + 1 mm, enquanto o lábio inferior (Li) deve ser 2 + 1 mm anterior à linha Sn-Pog'.

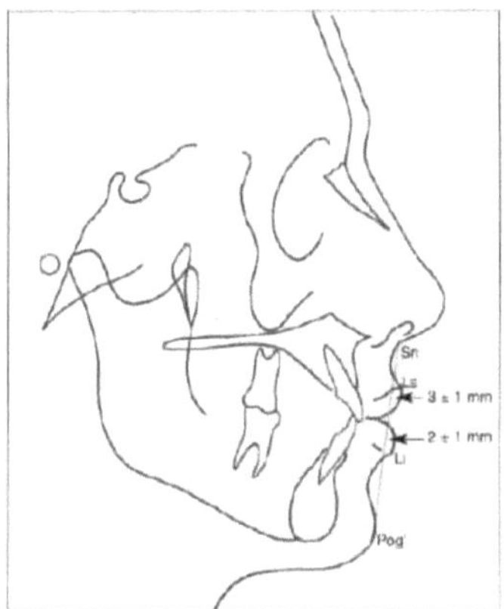

A Fig. 31 mostra a relação dos lábios com a linha S

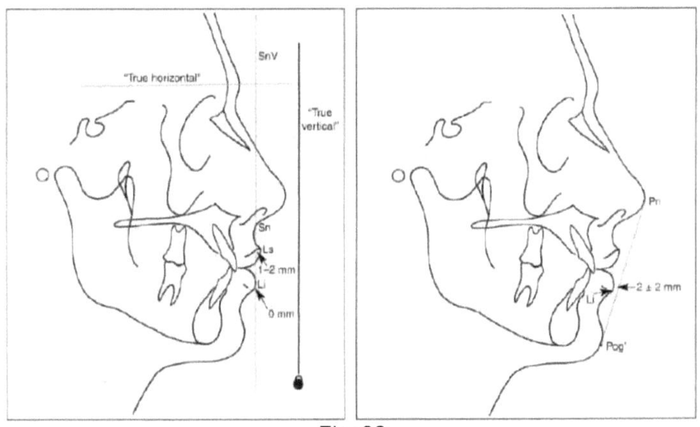

Fig: 32

Proeminência do queixo (Fig. 33)

A proeminência do mento em tecido mole pode ser avaliada medindo a distância a uma linha traçada através de N perpendicular à FH. Esta linha é também conhecida como meridiano de 0 graus; Pog' deve estar 0 + 2 mm à sua frente. Um queixo mais proeminente deve estar mais de 2 mm à frente do meridiano de 0 graus, enquanto que um queixo horizontal deficiente deve estar mais de 2 mm posterior à linha.

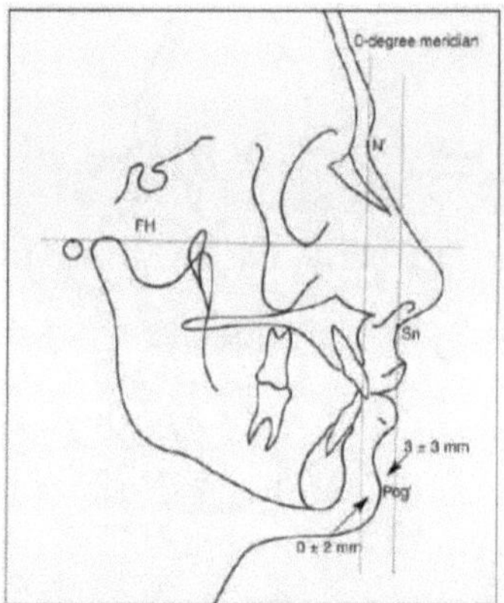

Fig: 33 Avaliação da proeminência

Ângulo lábio inferior-queixo-garganta (Fig. 34)

O ângulo lábio inferior-queixo-garganta está contido entre uma linha traçada de Li a Pog' e uma linha tangente sub-mental. Uma angulação de 110 + 8 graus é considerada normal. Para esta avaliação, a radiografia deve ser efectuada numa postura natural da cabeça. Este ângulo será mais agudo nos pacientes com excesso antero-posterior da mandíbula e/ou macrogenia. Será mais obtuso nos casos de deficiência antero-posterior da mandíbula e/ou microgenia.

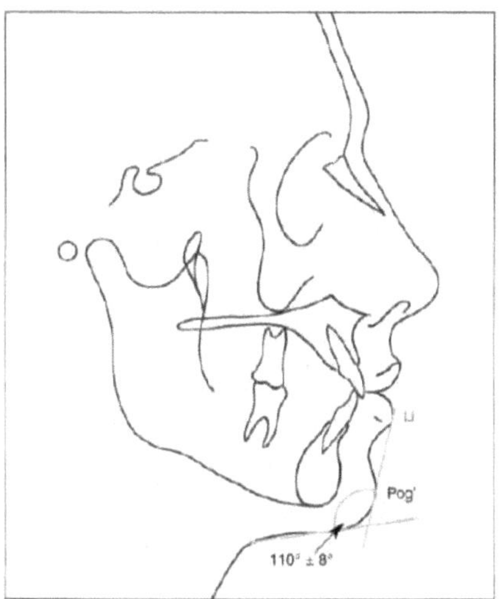

Fig: 34 Demonstra o ângulo lábio inferior-queixo-garganta

Comprimento do queixo e da garganta (Fig. 35)

O comprimento queixo-garganta é medido a partir do ângulo da garganta até Me. Uma distância de 42 + 6 mm é considerada normal, sendo excessiva nos indivíduos com prognatismo mandibular e curta nos casos de recessão mandibular.

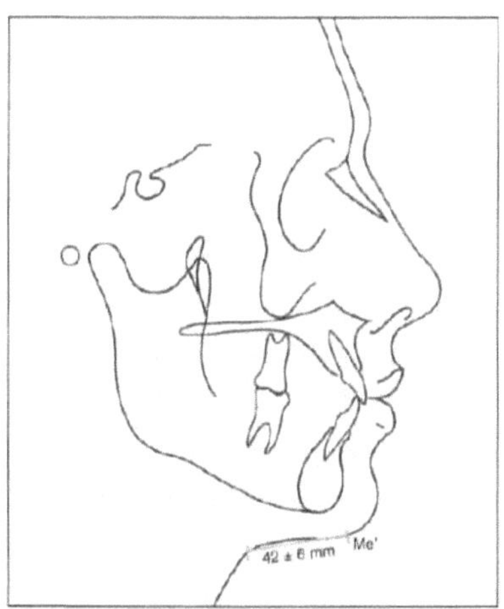

Fig: 35 demonstartes comprimento da garganta do queixo

Ângulo do contorno facial

O ângulo de convexidade facial é formado por linhas traçadas de G a Sn e de Sn a Pog'. A linha que vai de G' a Sn é também designada por plano facial superior (PFS), enquanto o plano facial inferior (PFB) é formado pela linha que vai de Sn a Pog'. A angulação média é estimada em 12 graus. Um ângulo no sentido dos ponteiros do relógio é expresso como positivo, enquanto um ângulo no sentido contrário ao dos ponteiros do relógio é negativo. Os machos tendem a ter um perfil mais reto (11 + 4 graus), enquanto que as fêmeas têm um perfil ligeiramente mais convexo, considerado esteticamente agradável (13 + 4 graus).

Todos os três pacientes têm uma má oclusão de Classe II e um ângulo de contorno facial aumentado (20 graus). Os seus ângulos de contorno facial idênticos, no entanto, são produzidos por padrões esqueléticos totalmente diferentes. O paciente da figura (Fig. 36) abaixo tem deficiência anteroposterior da mandíbula.

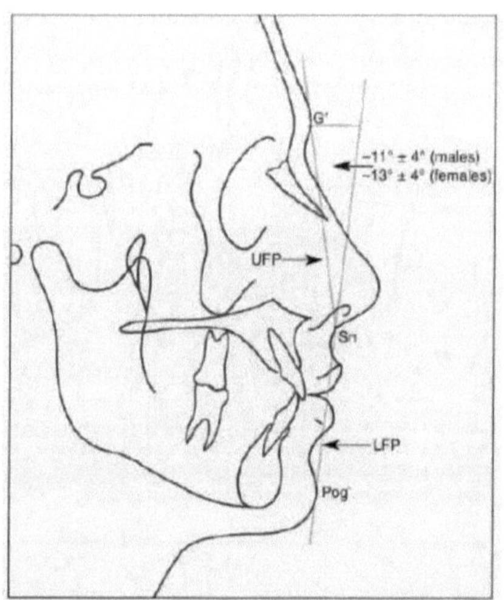

Fig: 36 Demonstre o ângulo do contorno facial

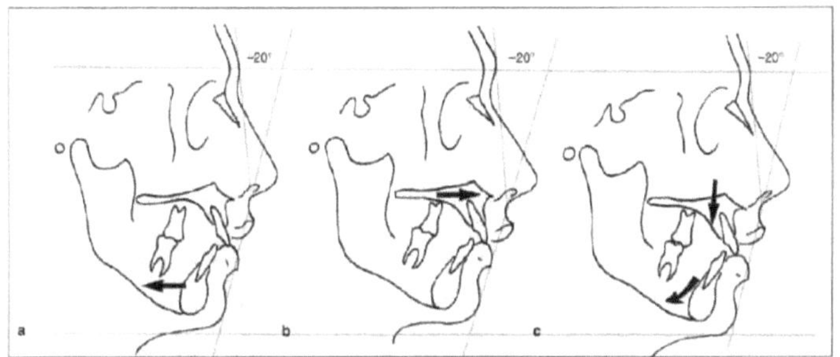

A Fig. 37 mostra um indivíduo com excesso vertical da maxila, com rotação da mandíbula no sentido horário (para trás).

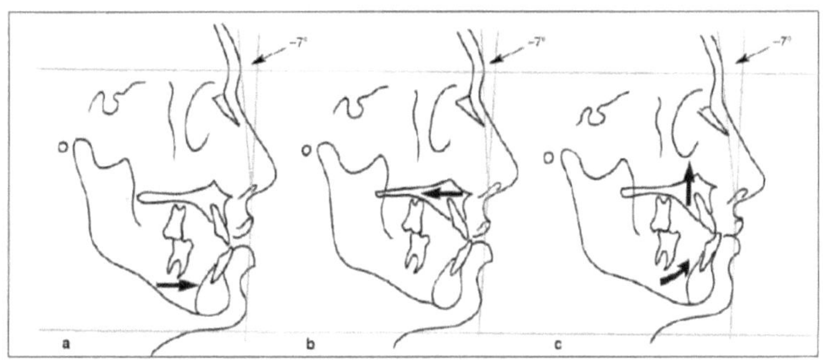

Fig: 38

A figura acima (Fig. 38) mostra uma má oclusão de Classe III e um perfil mais côncavo com diminuição do ângulo do contorno facial (7 graus) produzido por três padrões esqueléticos totalmente diferentes. O paciente da figura acima tem um excesso ântero-posterior da mandíbula, uma deficiência ântero-posterior da maxila e uma deficiência vertical da maxila com rotação anti-horária (para frente) da mandíbula.

Linha E (Ricketts)[37] (Fig. 39)
A linha E (plano estético) é traçada da ponta nasal (Pn) até Pog'

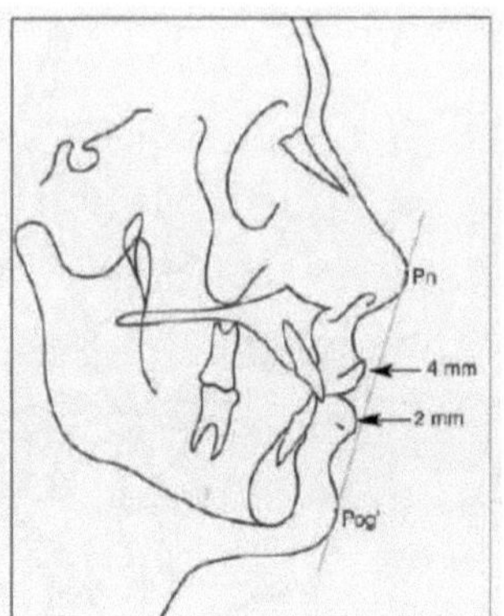

Fig: 39 Demonstra o plano E

O lábio superior deve ficar cerca de 4 mm atrás da linha, enquanto o lábio inferior deve ficar cerca de 2 mm atrás dela. O perfil contido por esta linha deve formar um arco de Cupido razoavelmente simétrico.

O suporte dentário para os lábios superior e inferior irá afetar estes valores e distorcer a forma do arco de Cupido. Na avaliação, o clínico deve ter em conta o efeito da posição antero-posterior do queixo (Pog').

S - Linha (Steiner) [383] 9 (Fig: 40)

A linha S é traçada a partir do pog até ao ponto médio da curva em forma de S entre Sn e Pn . Os lábios superior e inferior devem tocar nesta linha. Os lábios atrás desta linha podem indicar falta de suporte labial ou um queixo proeminente. Os lábios podem cair à frente desta linha devido a uma protrusão dentária ou a um queixo deficiente.

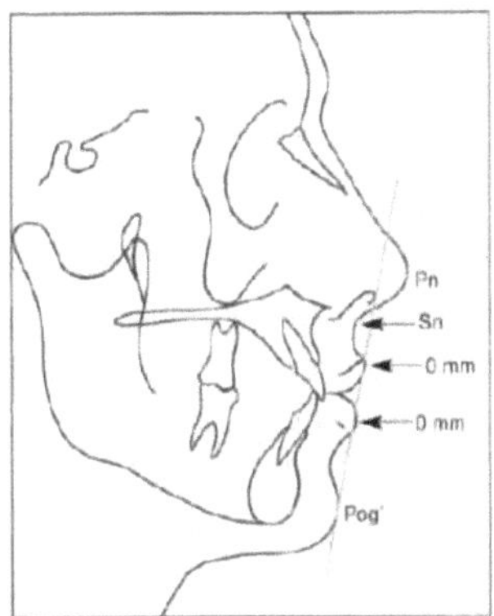

Fig: 40 demonstra a linha S

Ângulo Z (Merrifield)[40] (Fig. 41)

O ângulo Z de Merrifield é formado pela intersecção de FHM com uma linha que liga Pog' e o ponto labial mais protrusivo (superior ou inferior). O ângulo Z médio é de 80 ± 9 graus. Um ângulo superior a 80 graus é indicativo de um excesso antero-posterior da mandíbula, enquanto um ângulo inferior a 80 graus sugere uma deficiência antero-posterior da mandíbula. O ângulo Z também indica a relação dos lábios com o queixo, bem como uma possível proeminência ou deficiência fina.

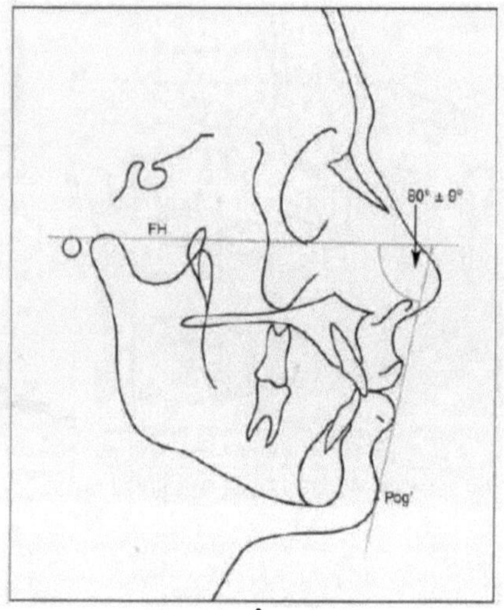

Fig: 41 - Ângulo Z

Espessura do lábio (Fig. 42)

A espessura do lábio superior é medida horizontalmente, anterior ao osso, a partir de 3 mm abaixo do ponto A até ao bordo anterior do lábio superior. A tensão do lábio superior é medida a partir do bordo do vermelhão até à superfície vestibular do incisivo central superior e comparada com a espessura do lábio acima deste ponto. As duas medições acima devem estar a uma distância de 1 mm uma da outra. Se a distância entre o bordo do vermelhão e a superfície do dente for inferior em mais de 1 mm à espessura do lábio superior, isso indica uma tensão no lábio superior, que pode ser devida a uma protrusão dentária maxilar.

A diferença reflecte o fator de tensão e dá ao clínico uma indicação de até que ponto os incisivos teriam de ser retraídos antes de assumirem a forma e espessura normais e começarem a responder à retração dos incisivos movendo-se posteriormente.

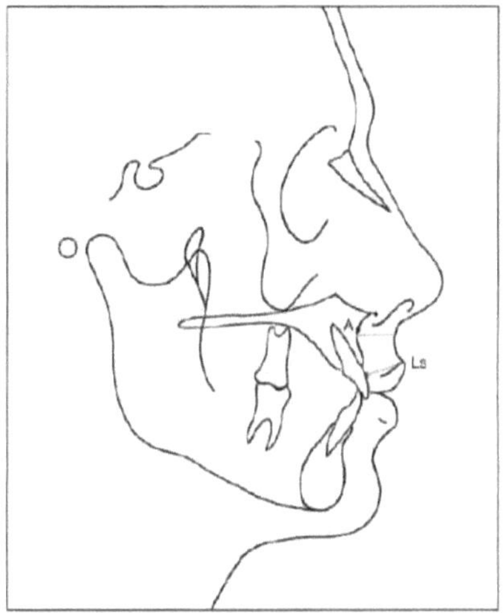

Fig: 42 Espessura do lábio superior

Os lábios finos responderiam mais rapidamente do que os lábios grossos aos movimentos dentários ortodônticos.

Devem ser consideradas as diferenças raciais na espessura dos tecidos moles faciais.

As relações antero-posteriores dos tecidos moles estão resumidas na tabela seguinte[3]

Anteroposterior relationship	Normal value
Nasolabial angle	85 to 105 degrees
Lip prominence:	
Ls to Sn-Pog'	3 ± 1 mm ahead
Li to Sn-Pog'	2 ± 1 mm ahead
Ls to SnV	1 to 2 mm ahead
Li to SnV	0 mm
Chin prominence:	
Pog' to 0-degree meridian	0 ± 2 mm ahead
Pog' to Sn (perpendicular to FH)	3 ± 3 mm behind
Lower lip-chin-throat angle	110 ± 8 degrees
Chin-throat length	42 ± 6 mm
Facial contour angle	−11 ± 4 degrees (males)
	−13 ± 4 degrees (females)
E-line to Ls	−4 mm
E-line to Li	−2 mm
S-line to Ls	0 mm
S-line to Li	0 mm
Z-angle	80 ± 9 degrees

CIRURGIAS MAXILARES E MANDIBULARES

Cirurgias do terço médio da face [41]

1. Reposicionamento posterior
2. Reposicionamento superior
3. Cirurgias de avanço do maxilar
    A) Lefort I
    B) Lefort II
    C) Lefort III
    D) Nível elevado Lefort I

4. Reposicionamento inferior
5. Osteotomia segmentar anterior do maxilar:
6. Osteotomia de um dente
7. Osteotomia segmentar posterior
8. Corticotomia interdental
9. Osteotomia zigomática
10. Osteotomia em ferradura

Cirurgias mandibulares [41]

I. Procedimentos Ramus
1. Condilotomia (osteotomia subcondilar)
2. Condilectomia
3. Osteotomia sagital dividida
4. Osteotomia vertical subsigmóide
5. Osteotomia em L invertido
6. C ou osteotomia em arco
7. Enxertos pós-condilares

II. Procedimentos corporais

Anterior ao forame mental

8. Osteotomia escalonada

9. Osteotomia sinfisária da linha média

Posteriormente ao forame mental

10. Y - osteotomia

11. Ostectomia retangular

12. Ostectomia em V invertido

Procedimentos subapicais

13. Anterior

14. Posterior

15. Total

16. Genioplastia

1.   <u>Reposicionamento posterior</u>

O reposicionamento posterior de todo o maxilar através da osteotomia Lefort I é difícil devido às estruturas anatómicas como as placas pterigóides. As placas pterigóides podem ser removidas para facilitar o reposicionamento posterior. O reposicionamento posterior de 5-6 mm pode ser efectuado através da remoção das placas pterigóides. Normalmente, a osteotomia segmentar anterior é efectuada para o prognatismo maxilar.

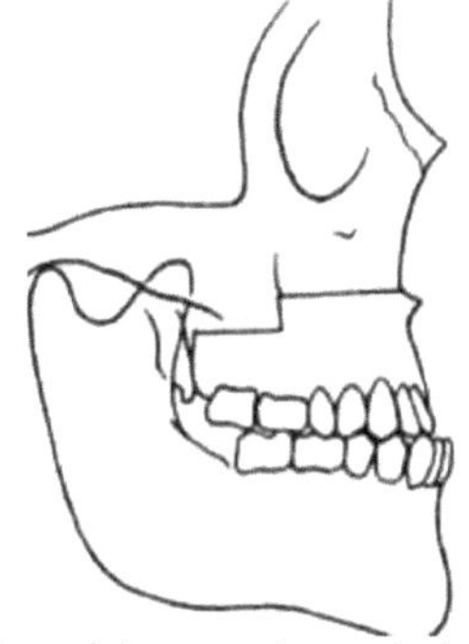

Fig. 43. Reposicionamento posterior do maxilar

2. reposicionamento superior:

Indicações:

Excesso vertical do maxilar

Corte de osteotomia - osteotomia Lefort I

10-15 mm de reposicionamento superior podem ser efectuados com boa estabilidade

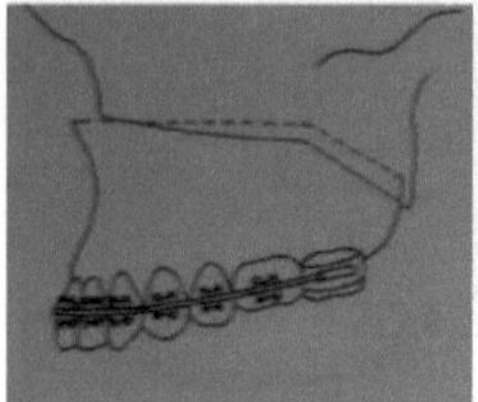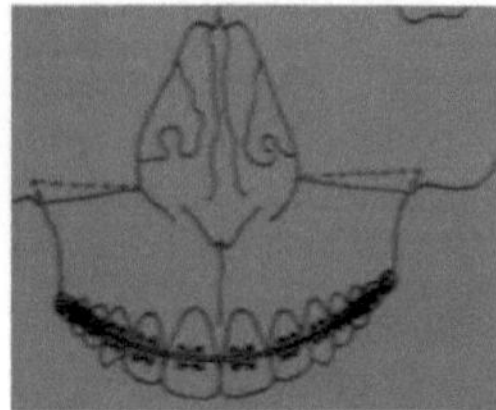

Fig. 44. Reposicionamento superior

3. reposicionamento inferior:

Indicações:

Deficiência maxilar vertical

Corte de osteotomia - osteotomia Lefort I

Maior tendência para recaídas devido à pressão da musculatura labial e perioral

4. Cirurgias de avanço maxilar:

Indicação:

Retrognatismo maxilar

Corte de osteotomia

Lefort I - maxila isolada

Lefoert I de alto nível - para avançar o rebordo infra-orbital juntamente com todo o maxilar O zigoma pode ou não estar envolvido.

Lefort II - Maxila e estruturas nasais.

Lefort III - para avançar o zigoma da maxila, o rebordo infra-orbital e as estruturas nasais...

5. Osteotomia segmentar anterior do maxilar:

Indicação:

Proclinação dentoalveolar.

Protrusão bimaxilar.

Correção da mordida aberta anterior.

6. Osteotomia segmentar posterior

Indicações:

Deficiência transversal do maxilar.

Mordida aberta posterior.

Excesso vertical posterior da maxila.

Fecho de espaços edêntulos existentes, como nos casos de fendas (avanço)

Criação de espaço na arcada para um dente canino ou pré-molar impactado (set back)

7. osteotomia de um dente

Dentes anquilosados

Dentes com raízes dilaceradas

Dentes com impacto traumático

8. corticotomia interdental

Em casos de classe II div I com prognatismo maxilar e espaçamento anterior

9. Osteotomia zigomática

para melhorar a proeminência do zigoma

10. Osteotomia em ferradura

Reposicionamento superior do complexo dento-alveolar através da telescopagem do palato duro. A osteotomia em ferradura mantém a fixação do palato horizontal ao vómer e às paredes nasais laterais. Apenas o dentoalveolo é mobilizado. Minimiza a redução do tamanho da cavidade nasal.

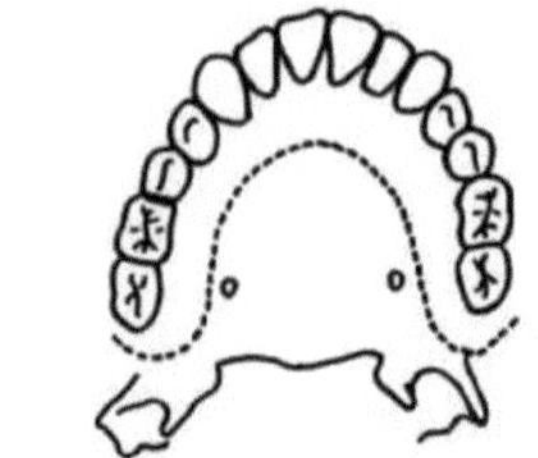

Fig. 45. Osteotomia em ferradura

1. Condilotomia

Prognatismo mandibular ligeiro

2. Condilectomia

A remoção cirúrgica dos 3 a 5 mm superiores da cabeça do côndilo irá previsivelmente parar o crescimento antero-posterior e vertical da mandíbula, removendo o centro de crescimento ativo na hiperplasia condilar.

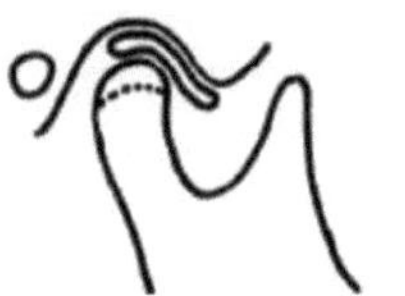

Fig 46 Condylectomia

3. Osteotomia sagital dividida

O procedimento SSRO pode ser utilizado para avançar a mandíbula ou reposicioná-la para trás.

Mordida aberta anterior - utilização limitada

Assimetria mandibuilar - Movimentos de rotação

Mau contacto entre os fragmentos

Maior tendência para recaídas

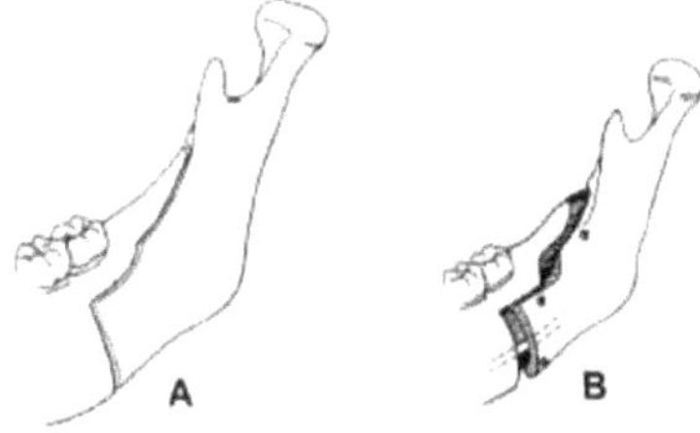

Fig. 47. Osteotomia sagital dividida

4. Osteotomia vertical sub-sigmoide ou do ramo

A osteotomia vertical do ramo pode ser utilizada para avançar a mandíbula e alongar verticalmente o ramo com enxerto ósseo ou sintético adequado, conforme indicado. A quantidade de avanço mandibular e alongamento vertical possível com esta técnica é limitada pela fixação do músculo temporal e pela interferência dos processos coronóides no arco zigomático.

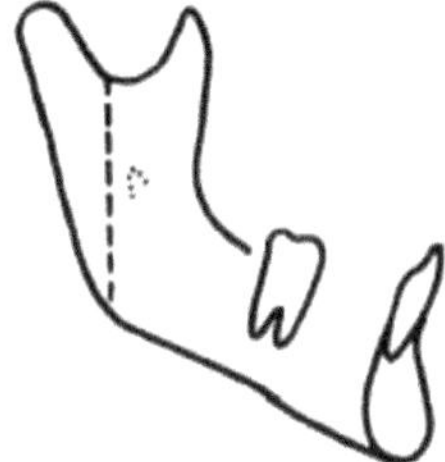

Fig. 48. Osteotomia subsigmóide vertical

5. Osteotomia em L invertido

A osteotomia em "L" invertido pode ser utilizada para avançar a mandíbula e alongar verticalmente o ramo, mas pode necessitar de enxerto ósseo ou de osso sintético para controlar a orientação posicional do segmento proximal e para preencher os vazios ósseos entre segmentos. Recomenda-se a utilização de uma fixação rígida.

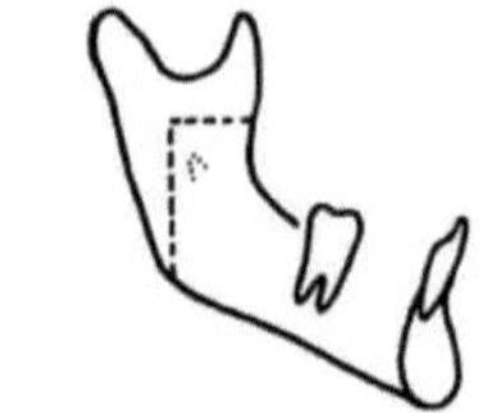

Fig 49 Osteotomia em L invertido

6.   C osteotomia

Indicação

Avanço mandibular em pacientes com ângulo do plano mandibular elevado

7.   Osteotomia do corpo

Indicações

Quando existe deformidade no corpo da mandíbula, ou seja, demasiado longo ou curto

Se faltarem dentes ou se houver dentes que possam ser sacrificados

Quando é necessário alterar a largura do arco

Se as correcções forem pequenas, não mais do que a largura de um dente

Para corrigir a curva inversa da lança, ou seja, a mordida aberta anterior

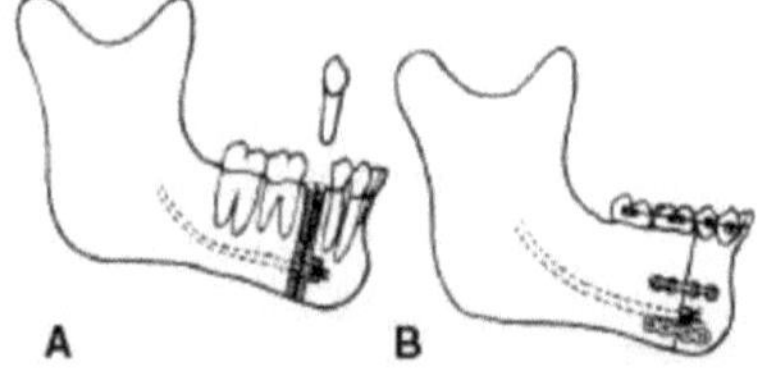

Fig 50 Osteotomia do corpo mandibular

8.   Mandibuloplastia

O bordo inferior da mandíbula é aparado

Para corrigir as assimetrias mandibulares

9.   Osteotomia subapical anterior

Indicação

A osteotomia subapical mandibular anterior envolve 2 osteotomias interdentárias verticais unidas inferiormente por uma osteotomia horizontal 4 a 5 mm abaixo dos ápices dentários. É utilizada para avançar ou retroceder o segmento anterior inferior ou para fechar a mordida aberta anterior

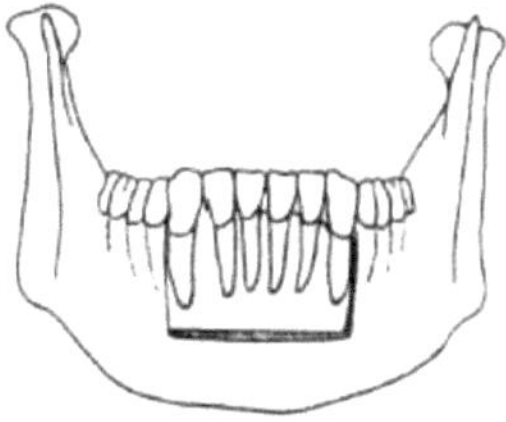

Fig 51 Osteotomia subapical anterior

10. Osteotomia póstero-subapical

Indicação

Reservado para a sobreerupção de dentes mandibulares posteriores

11. Osteotomia subapical total

Indicações

Aumento da altura da mandíbula

Nivelamento do plano oclusal

12. Genioplastia

Genioplastia de aumento

Genioplastia de redução

Genioplastia assimétrica

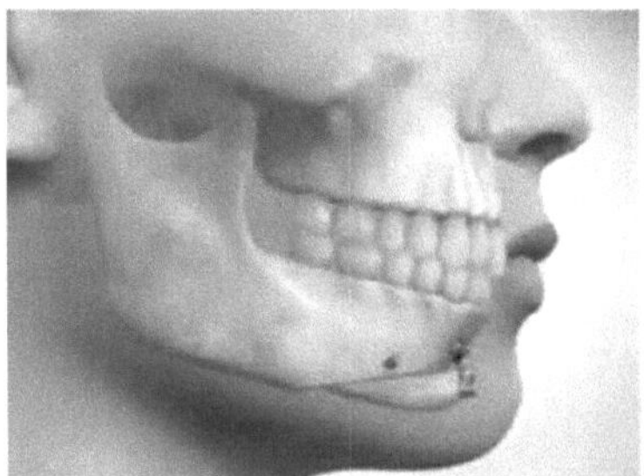

Fig 52 Genioplastia

ORTODONTIA PRÉ-CIRÚRGICA

O tratamento combinado de cirurgia e ortodontia requer a integração de ortodontia pré-cirúrgica, cirurgia e ortodontia pós-cirúrgica.

• A ortodontia pré-cirúrgica elimina as compensações dentárias e posiciona os dentes corretamente em relação às bases esqueléticas individuais.

• Em seguida, são colocados arcos pesados e o aparelho é utilizado para estabilidade e fixação durante a cirurgia.

• Após uma cicatrização satisfatória, a ortodontia ativa é reiniciada para refinar a oclusão.

Ortodontia pré-cirúrgica[57]

A preparação ortodôntica adequada é fundamental para o resultado do tratamento cirúrgico ortognático. Toda a movimentação ortodôntica dos dentes deve ser planejada antes do tratamento, mesmo que alguns movimentos sejam realizados após a cirurgia. O objetivo é criar uma situação em que os dentes estejam na posição correta em relação às suas bases esqueléticas subjacentes[57,58].

Objectivos pré-cirúrgicos:[57]

Em geral, o princípio orientador é que os dentes precisam de ser deslocados o suficiente para permitir que a maxila e a mandíbula sejam colocadas na posição desejada.

Should include	May not be included
A. Decompensation of dentition	A. Full closure of all spaces
B. Alignment of arches	B. Perfect occlusion of surgical models
C. Coordination of arches	C. Levelling of arches

Descompensação da dentição:[59]

A adaptação fisiológica natural, ou o tratamento ortodôntico prévio, muitas vezes coloca os dentes numa posição que reduz a discrepância dentária em comparação com a diferença esquelética. Esta adaptação, ou compensação, tem de ser removida antes da cirurgia.

Um exemplo é a necessidade de verticalizar os incisivos inferiores num paciente de classe II em que os incisivos estavam inicialmente inclinados para minimizar o overjet.

Os objectivos ortodônticos pré-cirúrgicos visam principalmente a remoção das compensações dentárias da má oclusão.[59]

Objectivos -

    1. Alinhe e nivele os dentes sem se preocupar com a oclusão dentária.

    2. Estabeleça a posição antero-posterior e vertical correcta dos incisivos.

    3. Obtenha compatibilidade com o arco.

Uma orientação geral é que cada paciente necessitará de um período constante de ortodontia pós-cirúrgica (entre 4-6 meses). O tempo de preparação pré-cirúrgica é variável. Se o doente não estiver devidamente preparado, a cirurgia não pode ser efectuada de forma eficaz, a qualidade do resultado diminui e o tempo de tratamento ortodôntico pós-cirúrgico aumenta.

Os procedimentos que têm de ser efectuados antes da cirurgia incluem -
• Alinhamento
• Nivelamento - por intrusão
• Compatibilidade com o Arch

Procedimentos que podem ser efectuados antes e ou depois da cirurgia
• Correção da mordida cruzada posterior
• Nivelamento por extrusão

Procedimentos necessários após a cirurgia -
• Assentamento e nivelamento por extrusão

- Paralelismo da raiz nos locais de osteotomia
- Posicionamento pormenorizado dos dentes.

Alinhamento do arco

Esta fase é semelhante para qualquer paciente ortodôntico. Os princípios de alinhamento permanecem os mesmos. Inclinação inicial dos dentes para a sua posição correcta, utilizando fios redondos e resilientes de tamanho reduzido.

Nivelamento de arcos

Quando a mandíbula é deslocada para a frente ou para trás cirurgicamente, a altura vertical final da face é determinada pela posição dos incisivos inferiores.
 - Caso se pretenda aumentar a altura facial anterior inferior → os incisivos inferiores não devem ser intruídos, e o nivelamento da arcada deve ser feito pós-cirurgicamente, por extrusão.
- Em pacientes com altura facial normal ou excessiva, os incisivos inferiores devem ser intruídos pré-cirurgicamente.
Basicamente - a posição final pós-cirúrgica desejada dos incisivos deve ser alcançada pré-cirurgicamente.
- Se forem feitos procedimentos segmentares, os dentes devem ser nivelados dentro dos segmentos, e o nivelamento final entre os segmentos será feito pós-cirurgicamente. Os dentes são nivelados separadamente nos segmentos anterior e posterior, no caso de osteotomias segmentares.

Mecânica a utilizar para o nivelamento:

Intrusão → Mecânica segmentada
Extrusão → Mecânica de fio contínuo

Posicionamento antero - posterior dos incisivos

 As posições ântero-posteriores dos dentes afectam a quantidade de movimentos sagitais que os maxilares podem realizar. Em qualquer má oclusão, ocorre alguma compensação dentária para corrigir parcialmente a má oclusão. Durante o tratamento ortodôntico pré-cirúrgico, as compensações devem ser removidas. Por isso, o movimento dos dentes é muitas vezes na direção oposta à que seriam movidos para o tratamento de camuflagem.

Isto tem um efeito de agravamento aparente da má oclusão, quer aumentando o overjet, quer criando um jato invertido. Pela mesma razão, os padrões de extração utilizados na ortodontia pré-cirúrgica são opostos aos utilizados no tratamento de camuflagem.

Sobretratamento - necessário porque, para além da tendência normal de recidiva dos dentes, existe também um período de IMF, que tende a aumentar as forças de recidiva. O tipo de movimento dentário pós-operatório previsto é diferente para os diferentes tipos de fixação que estão a ser utilizados.

Osteossíntese **com fio e IMF** - Os dentes ficarão em IMF durante 6 semanas após a cirurgia. Durante este tempo, devido ao recuo elástico dos tecidos moles, a mandíbula tende a deslizar para trás. Como os dentes ainda estão unidos, os incisivos inferiores tendem a proclinar e os incisivos superiores tendem a retroclinar, para manter as relações oclusais.

Os factores que influenciam a inclinação dos dentes são:
A. Mobilidade dentária devido a tratamento ortodôntico
B. Folga entre o fio e a ranhura do bracket
C. Mobilidade dos segmentos ósseos devido à cablagem.

Essas alterações cessam após a união óssea ocorrer após cerca de 6 semanas. Nestes casos, é útil sobrecorrigir as posições dos dentes pré-cirurgicamente, mas não é útil sobrecorrigir na altura da cirurgia e colocar o doente em mordida cruzada anterior.

Fixação interna rígida - As mandíbulas são normalmente imobilizadas durante apenas 2-3 dias após a cirurgia. Nestes casos, a mandíbula tende a deslocar-se para a frente. Assim, os incisivos inferiores tendem a retroinclinar-se e os incisivos superiores tendem a alargar-se. Assim, a sobrecorrecção dos incisivos é menos desejável no caso da fixação interna.

Cirurgias segmentares - nestes casos, a inclinação axial dos dentes anteriores no segmento anterior deve ser estabelecida pré-cirurgicamente. Se a inclinação axial for corrigida cirurgicamente, pode fazer com que o canino seja elevado do plano oclusal, e o envenenamento pós-cirúrgico adequado do canino torna-se difícil.

Se o local da osteotomia se situar num local de extração, deve ser deixada aberta até metade do espaço de extração para permitir o corte da osteotomia.

Consideração da ancoragem - Na maioria das vezes, os dentes nas arcadas têm que ser movidos em direções opostas. Por isso, os elásticos intermaxilares são excelentes para fornecer as direcções de força necessárias, e a ancoragem extra-oral raramente é necessária. Se forem feitas extracções, não deve fechar todo o espaço durante a ortodontia pré-cirúrgica. Pode deixar uma pequena quantidade de espaço para ajudar em algumas pequenas correcções pós-cirúrgicas.

Encerramento total de todos os espaços

Pode ser desejável algum espaçamento no momento da cirurgia para permitir um overjet extra para assegurar o assentamento do canino (por exemplo, distal aos incisivos laterais superiores) ou para permitir espaço para o nivelamento pós-cirúrgico sem movimento para a frente dos incisivos inferiores. Um pequeno grau de espaçamento também cria flexibilidade durante o acabamento pós-cirúrgico para criar relações oclusais óptimas se o resultado cirúrgico se desviar do plano.

Coordene os arcos:

Se a maxila e a mandíbula forem tratadas como peças únicas, a forma e as dimensões são compatibilizadas de modo a que possam ocluir razoavelmente após a cirurgia. Se um ou ambos os maxilares tiverem de ser tratados segmentarmente, os segmentos individuais devem ser dispostos de modo a que as arcadas sejam compatíveis após o movimento cirúrgico planeado dos segmentos. O princípio geral é que os dentes não devem interferir com o movimento esquelético planeado, e devem estar a uma distância razoável para o acabamento ortodôntico pós-cirúrgico. No final da fase pré-cirúrgica, o paciente deve estar com um fio de aço retangular de tamanho normal, que ajudará a estabilizar os dentes durante a cirurgia.

Seleção do aparelho

Estabilidade[59] - É importante estabilizar os dentes contra as tensões encontradas na cirurgia e durante o IMF. Recomenda-se a utilização de um aparelho pré-ajustado devido à estabilidade proporcionada por um fio retangular numa ranhura retangular.

Estética -
1) Aparelhos linguais.
Os aparelhos mais estéticos, mas não são recomendados para pacientes cirúrgicos devido às seguintes razões
• Não é possível utilizar o aparelho para estabilizar os dentes durante uma cirurgia ou IMF.
• Os doentes no pós-operatório têm dificuldade em abrir a boca durante os primeiros meses.

Se for utilizado um aparelho lingual, pelo menos durante algum tempo no pré-operatório terá de ser colado um aparelho labial para ultrapassar estas limitações.[60]

2) Aparelhos labiais

O advento da colagem tornou os aparelhos labiais mais aceitáveis esteticamente, mas ainda é aconselhável ligar os dentes posteriores a partir do 2º pré-molar ou 1º molar para trás. As larguras dos brackets labiais foram reduzidas para aumentar a estética, mas alguns brackets extremamente estreitos têm um fraco controlo de rotação e de ponta.

Os brackets coloridos são de 2 tipos -

Braquetes de plástico - Não são adequados para cirurgia, uma vez que tendem a fraturar, e a ranhura do braquete não é suficientemente boa para proporcionar um bom controlo do binário.

Braquetes de cerâmica - mais fortes do que os de plástico e proporcionam um bom controlo do torque, mas devem ser limitados apenas aos anterossuperiores, uma vez que são frágeis e podem fraturar.

Tamanho da ranhura - Qualquer tamanho de ranhura - 0,018 polegadas ou 0,022 polegadas - é suficientemente bom para cirurgia, desde que um fio de tamanho completo seja colocado na ranhura - 0,017 polegadas x 0,025 polegadas SS para ranhura de 0,018 polegadas, e 0,021 polegadas x 0,025 polegadas SS ou TMA para ranhura de 0,022 polegadas. Mas quando a mecânica de arco segmentado precisa ser empregada, o slot de 0,022 polegadas é preferível, pois os segmentos individuais podem ser bem estabilizados com fios SS de 0,021 polegadas x 0,025 polegadas.

Fixações para FMI - Mesmo com o advento da fixação interna rígida, o cirurgião terá de, pelo menos, unir as arcadas na tala no final da cirurgia. Assim, devem ser fornecidos alguns meios de fixação, como esporas de latão soldadas e ganchos crimpáveis soldados.

Bonding vs banding[33] - bonding anteriors, and band posteriors. Quando existem problemas periodontais, as bandas devem ser evitadas, devido à dificuldade em manter a área limpa.

CONSIDERAÇÕES MECÂNICAS EM ORTODONTIA PRÉ-CIRÚRGICA

Sempre que possível, o tratamento deve ser planeado de modo a que as tendências de recidiva ortodôntica e cirúrgica estejam em direcções opostas

Os incisivos devem ser posicionados em relação às suas respectivas bases esqueléticas em vez de referências externas.

O movimento dentário na preparação para a cirurgia é normalmente na direção oposta à do tratamento não cirúrgico[61]

PLANEAMENTO CIRÚRGICO, TRANSFERÊNCIA DE COTOVELO FACIAL E FABRICO DE TALAS

Planeamento e preparação cirúrgica

Depois de o doente estar pronto para a cirurgia, é efectuado o seguinte conjunto de registos, normalmente cerca de 2 semanas antes da cirurgia, depois de os fios rectangulares finais terem sido colocados durante 3 semanas ou mais, de modo a ficarem passivos

1. **OPG** - é utilizado para verificar se as posições das raízes não interferem nos cortes de osteotomia. As raízes devem ser ligeiramente divergentes ou paralelas, mas não convergentes.
2. **Cefalograma Lateral** - utilizado para previsões cefalométricas, para orientar a cirurgia de modelo.
3. **Moldes** - utilizados para a cirurgia de modelo propriamente dita.
4. Fotografias - intra e extra-orais
5. Cefalograma PA - se houver assimetria facial
6. IOPA e vista oclusal, se necessário.
7. Transferência do arco facial para um articulador, se necessário.[77]
   Necessidade de transferência de Facebow em -
a) Reposição do maxilar posterior ou de todo o maxilar, em que a relação dos côndilos e da dentição mandibular será mantida e a mandíbula tem de se autorrotar para uma nova posição.
b) Procedimentos segmentares subapicais da mandíbula.
c) 2 cirurgias ao maxilar.

Objetivo da cirurgia de modelo

1. Para verificar se os movimentos planeados são possíveis
2. Relacionar as dentições mandibular e maxilar na posição em que será efectuada a tala cirúrgica.

Procedimento de cirurgia de modelo [78]

As impressões do doente são tiradas depois de o fio retangular final ter sido colocado durante, pelo menos, 3 semanas, para que fique passivo e não ocorra mais nenhum movimento dentário. Isto é importante para garantir o ajuste correto da tala durante a cirurgia. Depois de tiradas as impressões, é feita uma mordida em cera para registar a oclusão do doente. Em seguida, é tirado o registo da arcada facial e o molde maxilar é montado no articulador. O molde mandibular é montado utilizando a mordida de cera.

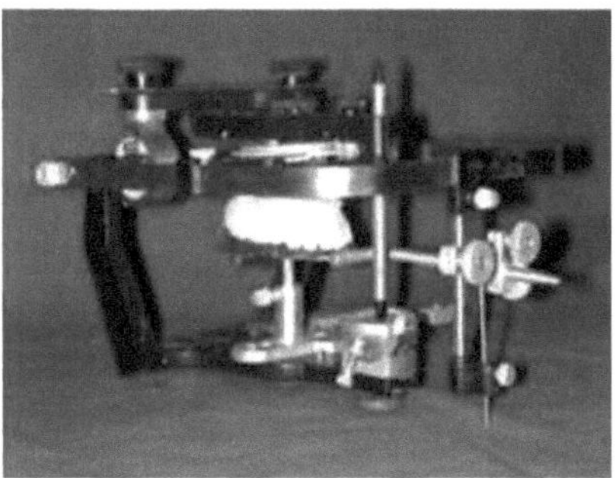

Fig. 53. Montagem do molde do maxilar

Durante a montagem dos moldes, é utilizado um espaçador acrílico de 5 mm. O modelo maxilar é montado nos anéis de montagem com o espaçador interposto. O espaçador é então removido. São criados sulcos no gesso. Os sulcos são revestidos com vaselina e é aplicada outra camada de gesso de cor azul. Esta pode ser facilmente removida posteriormente. A vantagem do espaçador é que elimina ou, pelo menos, reduz o trabalho penoso de cortar o gesso para simular a impactação maxilar.

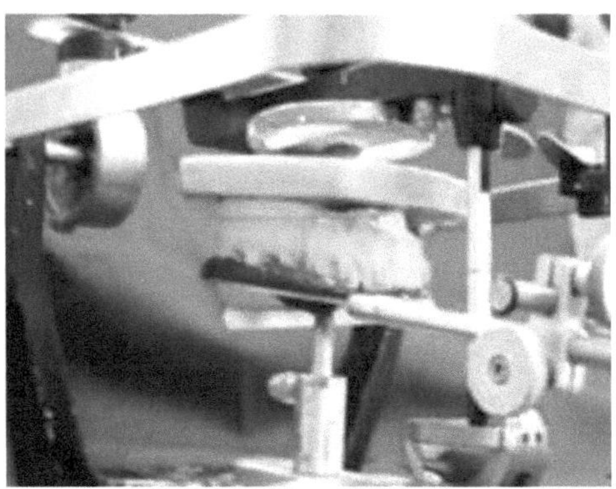

Fig. 54. Transferência do arco facial

Primeiro é efectuado o procedimento maxilar. A distância vertical da ponta da cúspide de cada coroa ao anel de montagem é marcada e medida. Isto ajudará mais tarde a determinar a quantidade de movimento efectuado. A placa do gabarito é então orientada para o plano oclusal do maxilar e o molde maxilar é estabilizado com material de base de borracha de consistência de massa. O gesso de cor azul é então facilmente removido. Isto deixa um espaço acima do molde maxilar para permitir a impactação. O gabarito tem parafusos anteriores e posteriores que ajudam a impactar os limites anteriores e posteriores do maxilar na quantidade pré-determinada. Uma vez efectuada a impactação, a distância vertical dos dentes ao anel de montagem é novamente medida, para confirmar a quantidade de impactação efectuada.

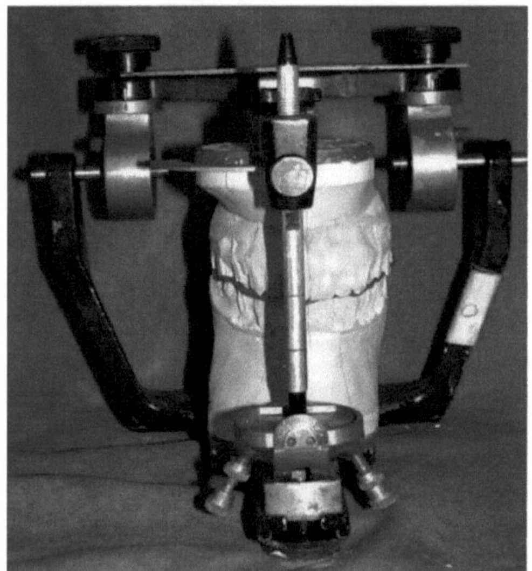

Fig. 55 Montagem com espaçador acrílico

Com a maxila e o gabarito ainda nesta posição, deita-se uma camada de gesso cor-de-rosa para estabilizar a maxila. Depois de o gesso assentar, solta-se o pino incisal e o molde maxilar desce até tocar no molde mandibular. Isto simula a auto-rotação. Nesta posição da maxila e dos gessos mandibulares, é feita a tala intermédia. Se for necessária uma estabilidade transversal da arcada após a cirurgia, pode ser fabricado um TPA na arcada superior ou um arco lingual na inferior imediatamente antes do fabrico da tala. Além disso, um fio de 40 mil (19 gauge) pode ser fabricado para passar de um tubo do aparelho extrabucal para o outro. Estes devem ser inseridos após a expansão ter sido efectuada. Depois de a tala intermédia estar pronta, o gesso azul é removido do suporte mandibular e a mandíbula é reposicionada na posição pretendida. A tala definitiva é então confeccionada. As talas são feitas com elásticos incorporados, de modo a ajudar na fixação intermaxilar.

Requisitos da tala [5,152]

1. Deve ajustar-se aos dentes com exatidão e não deve haver distorção da resina.

2. Deve ter a espessura mínima necessária para uma resistência adequada. A espessura não deve ser superior a 2 mm.

3. O excesso de acrílico deve ser aparado na face vestibular, para permitir uma verificação visual adequada durante a cirurgia e a manutenção da higiene oral.

4. Deve permitir uma maior facilidade no FMI

5. Se for utilizada uma fixação interna rígida, o paciente terá que colocar a tala logo após a cirurgia. A tala deve ser aparada de modo a que apenas as reentrâncias oclusais dos dentes estejam presentes na mesma, de modo a permitir movimentos laterais e, ainda assim, proporcionar uma relação oclusal estável.

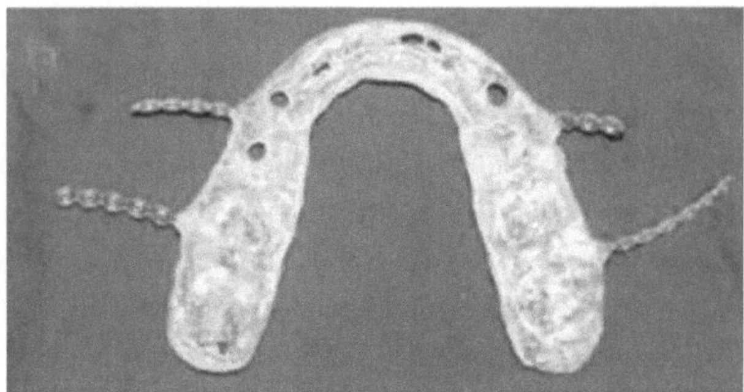
Fig.56 Tala fabricada

Problemas encontrados durante a cirurgia de modelo[78,62]

Raramente, pode ser encontrada uma interferência dentária que justifique uma ortodontia pré-cirúrgica adicional.

1) Interferência na região do segundo molar

Normalmente causado por não ter colado o 2nd molar inferior e colado o 2nd molar superior. O problema pode ser resolvido aparando as cúspides dos 2nd molares, ou voltando a utilizar um fio mais leve para alinhar o segundo molar.

2) Incompatibilidade das larguras dos caninos.

Isto é menos comum num paciente de classe II, onde a mandíbula pode ser trazida para a frente para verificar a compatibilidade, do que em pacientes de classe III. Se as larguras dos caninos não estiverem coordenadas, pode resultar numa mordida aberta anterior. Normalmente é aconselhável retomar a ortodontia para alargar a largura dos caninos na arcada superior.

3) Falta de espaço entre as raízes para efetuar cortes de osteotomia, no caso de procedimentos segmentares.

Isto também irá requerer um tratamento ortodôntico acrescido. Se a cirurgia não for adiada para resolver estes problemas, normalmente resultará num tratamento comprometido e numa ortodontia pós-cirúrgica prolongada.

ORTODONTIA PÓS-CIRÚRGICA

O início desta fase depende da libertação do FMI. Quando são utilizadas placas ósseas, esta fase pode ser iniciada logo a partir das 2 semanas, enquanto que se forem utilizadas ligaduras para fixação, pode começar apenas após 4-8 semanas. A bolacha de oclusão é primeiro removida e os fios de fixação da ligadura são substituídos por elásticos que guiam suavemente e reiniciam lentamente a função mandibular. Os fios estabilizadores pesados são removidos e fios flexíveis de Ni-Ti ou fios trançados redondos/retangulares são colocados para facilitar o assentamento. Os elásticos em caixa são geralmente utilizados para obter a máxima intercuspidação. 1[8]

A ortodontia pós-cirúrgica pode começar quando o cirurgião sentir que houve uma cicatrização óssea adequada e que o paciente tem uma abertura bucal adequada. Nesta altura, pode fazer-se a ligação e a recolocação de ligaduras soltas. Se houver alguma dúvida sobre a cicatrização do local da cirurgia, é melhor adiar o início da ortodontia pós-cirúrgica por algumas semanas, em vez de lidar com complicações mais tarde.[41]

O primeiro passo é remover a tala e os fios de estabilização da arcada. Pode então efetuar eventuais reparações no aparelho. De seguida, pode colocar os fios ortodônticos de trabalho.

A tala e os fios estabilizadores devem ser removidos ao mesmo tempo. O objetivo do fio de estabilização é evitar o movimento dos dentes. A combinação do fio de arco pesado e do splint interoclusal dá ao paciente uma oclusão sólida com múltiplos contactos. Assim, o paciente terá a máxima intercuspidação na oclusão estabelecida durante a cirurgia (que está em relação cêntrica ou muito próxima disso). Quando a tala é removida, mas o arco estabilizador ainda está no lugar, os dentes são mantidos rigidamente, muitas vezes em uma posição onde apenas dois ou três dentes entram em contato quando os côndilos estão assentados. O paciente procura inconscientemente uma nova posição oclusal habitual que lhe permita uma maior intercuspidação.

Assim, uma discrepância CO-CR pode se desenvolver, o que pode complicar a ortodontia pós-cirúrgica. O início desta fase depende da libertação do FMI. Quando são utilizadas placas ósseas, esta fase pode ser iniciada logo às 2 semanas, enquanto que se forem utilizadas ligaduras para a fixação, pode começar apenas após 4-8 semanas. A bolacha de oclusão é primeiro removida e os fios de fixação da ligadura são substituídos por elásticos que guiam suavemente e reiniciam lentamente a função mandibular.

Os fios estabilizadores pesados são removidos e fios flexíveis de Ni-Ti ou fios trançados redondos/retangulares são colocados para facilitar o assentamento. Os elásticos em caixa são geralmente utilizados para obter a máxima intercuspidação.

A ortodontia pós-cirúrgica pode começar quando o cirurgião sentir que houve uma cicatrização óssea adequada e que o paciente tem uma abertura bucal adequada. Nesta altura, pode fazer-se a ligação e a recolocação de ligaduras soltas. Se houver alguma dúvida sobre a cicatrização do sítio cirúrgico, é melhor adiar o início da ortodontia pós-cirúrgica por algumas semanas, em vez de lidar com complicações mais tarde5 . O primeiro passo é remover a tala e os fios estabilizadores do arco. Em seguida, pode efetuar eventuais reparações no aparelho. Em seguida, os fios ortodônticos de trabalho podem ser colocados. A tala e os fios estabilizadores devem ser removidos ao mesmo tempo. O objetivo do fio estabilizador é impedir o movimento dos dentes.

A combinação do fio de arco pesado e da tala interoclusal dá ao paciente uma oclusão sólida com múltiplos contactos. Assim, o paciente terá a máxima intercuspidação na oclusão estabelecida durante a cirurgia (que está em relação cêntrica ou muito próxima disso). Quando a tala é removida, mas o arco estabilizador ainda está no lugar, os dentes são mantidos rigidamente, muitas vezes em uma posição onde apenas dois ou três dentes entram em contato quando os côndilos estão assentados. Inconscientemente, o paciente procura uma nova posição oclusal habitual que proporcione maior intercuspidação. Assim, uma discrepância CO-CR pode se desenvolver, o que pode complicar a ortodontia pós-cirúrgica. Os arcos de trabalho são geralmente fios leves - aço de 0,016" -, que são suficientemente flexíveis para proporcionar a extrusão adequada dos dentes, conforme necessário. Se for necessário um bom controle de torque dos incisivos superiores, pode ser melhor usar um fio retangular flexível, como os fios trançados ou NiTi. Se o movimento dos dentes na arcada inferior for necessário apenas, os fios estabilizadores maxilares podem ser deixados no lugar e um fio flexível pode ser colocado apenas na mandíbula.

Finalmente, o paciente deve receber elásticos verticais leves, para os segmentos posteriores e também para os segmentos anteriores se houver uma tendência de mordida aberta. Os elásticos em caixa (verde ou amarelo) são preferidos, pois os pacientes acham-nos mais fáceis de colocar do que muitos elásticos mais pequenos. Os elásticos devem ser usados a tempo inteiro, incluindo enquanto come. Os elásticos servem para 2 propósitos - Ajudam no assentamento dos dentes, trazendo-os para uma oclusão boa e sólida. Eles anulam o impulso propriocetivo do paciente para posicionar a mandíbula em máxima intercuspidação.

Desde que os elásticos sejam usados, não haverá uma tendência para deslocar a mandíbula para longe do RC. Os elásticos podem ser usados numa direção de Classe II ou Classe III, dependendo dos requisitos da oclusão. Também podem ser usados elásticos cruzados. Na segunda consulta pós-cirúrgica, já terá ocorrido um assentamento considerável, uma vez que não há interferências oclusais nos dentes, e eles extrudem com bastante facilidade. Se a oclusão estiver bem assentada, os elásticos podem ser usados apenas durante a noite. Curvas verticais em degrau podem ser colocadas no arco para permitir que o resto dos dentes entrem em oclusão. Se for desejado usar elásticos intermaxilares mais pesados, arcos retangulares mais pesados devem ser colocados. Caso contrário, fios leves podem ser usados até que a oclusão tenha se estabelecido adequadamente. Em pacientes que sofreram expansão esquelética transversal, as correcções têm tendência a recair durante cerca de 6 meses.

Assim, juntamente com os fios de acabamento, deve ser colocado um fio de sobreposição labial - 36 ou 40 mil - de um tubo do aparelho extrabucal para o outro, para ajudar na estabilização transversal. O tempo mínimo de ortodontia pré-cirúrgica é geralmente de 3 meses. Se demorar mais de 6 meses, significa que ocorreram algumas complicações durante a cirurgia. Os posicionadores geralmente não são necessários para pacientes pós-cirúrgicos. Estes têm alguma dificuldade devido às seguintes razões.

Poderá ainda existir alguma parestesia na gengiva e nos lábios durante alguns meses após o tratamento. A força de mordida é variável após a cirurgia, e se a força de mordida diminui, os posicionadores não são muito eficazes. Os objectivos da ortodontia pós-cirúrgica podem ser resumidos da seguinte forma ■ Estabelecimento da oclusão final, incluindo o alinhamento final, interdigitação, torque, posicionamento artístico.

Estabelecimento de um paralelismo radicular correto, especialmente nos locais de osteotomia, onde as raízes dos dentes adjacentes podem ter sido deixadas divergentes.
Após a libertação da fixação, é o momento importante sob o controlo do ortodontista. Durante este período, o ortodontista pode produzir alterações rápidas e drásticas que afectarão profundamente o resultado final em termos de estabilidade e função.

Reparação do aparelho: Todos os fios da arcada são removidos e o aparelho fixo é verificado quanto a danos. São substituídas todas as bandas ou ligaduras que estejam soltas, dobradas ou danificadas.

Arcos: Após a cirurgia, os arcos removidos são recolocados na boca, exceto se estiverem danificados e necessitarem de ser substituídos. Após a cirurgia segmentar, a seleção do fio da arcada deve ser considerada. Se a largura da arcada foi alterada como parte da cirurgia, deve ser colocada uma arcada lingual.

A expansão deve ser estabilizada por um arco ligeiramente expandido capaz de exercer 3-4 Oz de pressão; a constrição pode ser estabilizada por um arco passivo que tenha sido ativado pelo calor.

Objectivos para o fio do arco labial:

1. Nivelamento rápido dos dentes em segmentos adjacentes.

2. Reaproximação ou manutenção do contacto produzido cirurgicamente entre os dentes do segmento adjacente.

3. Forneça uma fixação para a utilização de tração elástica inter-arcos.

A abordagem mais simples consiste em ligar os dentes adjacentes à osteotomia ou à osteotomia com um fio figura 8 e colocar um fio flexível contínuo. O fio flexível tem uma desvantagem, pois não é suficientemente rígido para segurar os segmentos ou para manter a forma da arcada durante o processo de nivelamento. O mais eficaz é o fio de aço inoxidável com uma ansa apropriada. Pode utilizar fios seccionados e colocar fios flexíveis contínuos por cima destes (piggyback) para nivelar os segmentos.

4. Aplicação de força: A aplicação imediata de força ortodôntica nos dentes permitirá uma resolução mais rápida de qualquer má oclusão remanescente. Assim, esta é uma oportunidade em que os dentes do paciente adulto se movem como os de um adolescente.

5. Frequência das consultas: Os doentes são observados com maior frequência durante o primeiro mês ou 30 dias após a libertação da fixação. O doente é visto no 3-4º dia após a cirurgia para verificar se está a ter algum problema. Se tudo estiver bem, é feita uma segunda consulta numa semana, depois na segunda semana e, por fim, na quarta semana.

6. Acabamento É a parte mais importante da ortodontia pós-cirúrgica e é uma tentativa deliberada de alcançar. a. Compatibilidade entre a oclusão cêntrica e a relação cêntrica. b. Proteção dos caninos. c. Orientação incisal d. Paralelismo radicular e. Aparência agradável

Estes objectivos são alcançados cuidadosamente através da manipulação da arcada, elásticos intra-orais e tração extra-oral. - Depois de completar o acabamento, o paciente é colocado na arcada passiva e, se for demonstrada boa estabilidade na ausência de qualquer mecânica, o aparelho é removido. - Em primeiro lugar, todas as bandas, exceto a mais posterior, são removidas e é colocado fio de arco 16 x 16 para fechar os espaços restantes

7. Retenção: Para a retenção, são utilizados aparelhos de retenção convencionais ou o aparelho é colocado tal como está durante alguns meses.

ORTODONTIA PÓS-CIRÚRGICA EM VÁRIAS MÁS OCLUSÕES

<u>Deformidades Dentofaciais de Classe I:</u> Atualmente, os clínicos tendem a concentrar-se no facto de a população de pacientes ter uma oclusão de classe I e a ignorar a totalidade dos problemas esqueléticos, funcionais e estéticos dos pacientes.

As deformidades de Classe I incluem: a. Excesso vertical da maxila b. Excesso vertical da maxila com mordida aberta Classe I Excesso vertical da maxila: No tratamento ortodôntico pós-cirúrgico, o paciente é visto dentro de 48 horas após a conclusão da fase ativa dos cuidados cirúrgicos.

Os fios da arcada são verificados quanto à coordenação e ajustados ou substituídos, se necessário, e é iniciada uma terapia elástica adequada para o acabamento, como se não tivesse sido efectuada qualquer cirurgia. A segunda visita é para verificar os ajustes feitos anteriormente e para rever a terapia elástica. Retomam-se então os intervalos habituais de 4 semanas.

• Factores que afectam a estabilidade do tratamento:
• Factores ortodônticos: Factores ortodônticos específicos que contribuem diretamente e mais frequentemente para a recidiva na correção de pacientes com EMV classe I.
a) . Na mecânica vertical adequada: Especificamente a extrusão de dentes

anteriores ou intrusão de dentes posteriores pré-cirurgicamente deve ser evitada. Este problema é mais frequente em pacientes com mordida aberta que fizeram tratamento ortodôntico usando elásticos verticais para fechar a mordida aberta, resultando na produção de VME. A correção vertical feita ortodonticamente está sujeita a recidiva, reabrindo a mordida. Nestes casos, a recidiva pode ser evitada através da colocação de arcos leves e segmentares, tanto na arcada superior como na inferior, para manter o alinhamento e a rotação, enquanto se permite que ocorram alterações verticais.

b) . A expansão da maxila VME no adulto é corrigida por uma cirurgia Lefort I ou subapical total na maxila. A expansão ortodôntica pré-cirúrgica é contra-indicada. Qualquer recidiva de tal expansão produzirá uma oclusão cúspide a cúspide posteriormente e tal interferência cúspide abrirá frequentemente a mordida anteriormente, causando uma rotação para baixo e para trás da mandíbula.

Classe I VME com mordida aberta: Nos casos de mordida aberta, a ortodontia pós-cirúrgica divide-se em três secções.

1. Estabilização através de cabos de suspensão
2. Fixação rígida anterior com fios de suspensão posterior
3. Fixação rígida total O tratamento ortodôntico pós-cirúrgico começa assim que a tala é removida.

Os segmentos continuam a ser móveis e a mobilidade pode ser eficazmente utilizada pelo ortodontista para efetuar uma correção rápida de problemas menores de forma ou alinhamento da arcada. Após a remoção da tala, os fios são verificados quanto a quaisquer dobras ou dobras e reparados.

Um fio contínuo da arcada superior, normalmente um 'T' de 16x16 ou 16 x 22 no local da osteotomia, é então feito e cuidadosamente coordenado com o fio da arcada inferior. Quando não existe qualquer problema com o alinhamento dos braquetes, não são necessárias anilhas em T. A utilização de anéis para proporcionar flexibilidade é preferível à utilização de fios de arco flexíveis leves, níquel titânio, rectangulares entrançados, porque os anéis proporcionam flexibilidade apenas no ponto em que é necessária.

Outra opção para a dobragem do fio é manter os fios de arco seccionais colocados antes da cirurgia e colocar um fio de arco flexível leve por cima destes, de forma a ficarem à mão. O paciente é instruído sobre o uso de elásticos. Nota: Matsui S. et al. (2000) citaram que qualquer tipo de elástico pode ser usado e depende apenas dos movimentos dentários desejados. Entretanto, quando o elástico é usado e produz uma força extrusiva nos dentes posteriores, essa força deve ser balanceada por elásticos verticais leves anteriormente. O progresso é observado de perto com uma consulta subsequente marcada para as 2 semanas.

Deformidades dento-faciais de classe II secundárias a deficiência mandibular: Primeira consulta no prazo de 48 horas após a alta do paciente. Os fios das arcadas superior e inferior são removidos, verificados quanto a danos e ajustados ou substituídos. O aparelho solto é colocado e a oclusão é verificada. Os elásticos são revistos. Na consulta seguinte, as complicações são registadas e a tala de barra lingual é colocada na cirurgia para permitir o nivelamento das arcadas dentárias por extrusão dos dentes.

Alguns princípios aplicados são;
1. A tração elástica mais eficaz é produzida por um elástico de 3,5 OZ com menos 1/8 de polegada de comprimento do que o número de dentes a que está ligado.
2. O elástico é usado anteriormente, dos dentes inferiores para os superiores, utilizando braquetes ou ganchos.
3. O elástico deve ser mudado pelo doente ou pelo médico, pelo menos duas vezes por dia, depois de a dor da cirurgia se ter dissipado.
4. Se pretender um movimento extrusivo diferencial, a hierarquia do movimento do maior para o menor movimento é Maior movimento Sem fio Fio flexível pequeno Fio rígido grande Menos movimento Estabilização da tala Para a extrusão diferencial dos dentes superiores e inferiores, são utilizados os seguintes princípios mecânicos;

1. Se pretender um movimento igual, então não é colocado nenhum fio de arco ou é colocado um fio de arco do mesmo tamanho em ambas as arcadas.

2. Se for necessário movimentar mais dentes numa arcada, ou não se coloca nenhum fio na arcada que deve ser movimentada mais longe ou coloca-se um fio maior na arcada que deve ser movimentada menos.

3. Não se pretende qualquer movimento numa arcada, o que se consegue incorporando na tala pequenos fios que se estendem da barra lingual e se apoiam na superfície oclusal dos dentes a estabilizar. A tração elástica é colocada.

Factores que afectam a estabilidade do tratamento:

1. Factores ortodônticos: - Remoção das compensações dentárias: Pode optar por extracções, ancoragem bem gerida, elásticos de classe III ou uma combinação destes. - Correção das discrepâncias de massa dentária: Depois de fazer isto, o cirurgião será capaz de produzir uma oclusão posterior sólida de classe I com sobremordida e sobressaliência normais. Esta oclusão tem menos tendência para recidivas porque a intercuspidação correcta dos dentes ajuda a estabilizar a oclusão. - Nivelamento de ambas as arcadas: O nivelamento é efectuado para produzir uma boa oclusão de classe I com overjet e overbite normais. O nivelamento pode ser feito através da intrusão de dentes anteriores versus extrusão de dentes posteriores. Quando se pretende um aumento máximo da altura da face inferior, a mandíbula pode ser avançada antes do nivelamento ortodôntico completo, utilizando uma tala cirúrgica. - Correção de discrepâncias transversais: Se a discrepância transversal for superior a 4 mm em doentes com mais de 16-18 anos de idade, é considerada a correção cirúrgica. Isto pode ser conseguido através do estreitamento simultâneo da mandíbula, do alargamento cirúrgico da maxila ou do alargamento cirúrgico ortodôntico da maxila. - Produção de uma dupla protrusão: A cirurgia de avanço mandibular envolve a rotação no sentido horário do segmento distal da mandíbula, os dentes são avançados mais do que o pogonion. Isto pode ser evitado através da retração dos incisivos inferiores ou da adição de uma genioplastia de avanço.

2. Factores cirúrgicos: - Mobilização dos tecidos moles: Após a divisão dos ramos, o tecido mole perimandibular tende a reter os segmentos proximal e distal nas suas posições anatómicas originais. A tensão do tecido mole perimandibular contribuirá para a recidiva esquelética. Quanto maior a magnitude do avanço, maior será o problema. Em pacientes classe II com avanço mandibular, o segmento distal é frequentemente girado no sentido horário. Esta rotação tende a reduzir a recidiva esquelética.

• Distração do côndilo da fossa: ocorre quando os tecidos moles não são mobilizados adequadamente. Com a distração do côndilo, a recidiva é inevitável. O traçado da previsão cirúrgica e a marca de referência servem de guia para a posição do segmento proximal. A técnica de fixação ideal é feita de forma a que o côndilo / segmento proximal seja mantido na sua posição pré-cirúrgica. Após a fixação intermaxilar, a radiografia pós-operatória imediata deve ser utilizada para confirmar a posição correcta do côndilo.

• Método de fixação: Litt R.A. (1978) citou que, apesar de se conseguir uma mobilização adequada do segmento distal e uma posição correcta do côndilo, a recidiva durante a cicatrização óssea ocorre em graus variáveis. Esta recidiva manifesta-se por recidiva esquelética com extrusão anterior, intrusão posterior e inclinação dos dentes durante a fixação intermaxilar.

Para evitar isto, o fio tem de ter força suficiente para resistir ao estiramento e é apertado conforme indicado durante o período de IMF. Avanço Mandibular com Genioplastia de Redução Factores que afectam a estabilidade do tratamento 1. Factores ortodônticos: Muito pouco efeito sobre a estabilidade ortodôntica, exceto para a relação anteroposterior a ser normalizada sem o alargamento excessivo dos incisivos inferiores.

Os factores são;

1. Tornar a oclusão mais classe II antes da cirurgia. - Gerir corretamente as discrepâncias de massa dentária antes da cirurgia. - Nivelar adequadamente as arcadas superior e inferior antes da cirurgia. - Gerir corretamente qualquer discrepância transversal antes da cirurgia. Estar ciente de que a libertação da

mordida profunda não é comum.

3. Factores cirúrgicos: A estabilidade esquelética é excelente, se for feito como um segmento de osso livre, ocorrerá reabsorção imprevisível. O fator primário na obtenção de um resultado estético ótimo dos tecidos moles está relacionado com a remoção mínima de tecidos moles do segmento inferior (mobilizado). Se o segmento inferior do mento não for deglutido, o movimento esquelético da sínfise transporta o tecido mole numa proporção de 1: 1.

4. Factores relacionados com a idade: A adição de genioplastia de redução não terá qualquer efeito no crescimento subsequente. Expansão maxilar seguida de avanço mandibular: 17 Após a cirurgia, o paciente é informado sobre a ativação do aparelho. Duas voltas de um quarto por dia. O paciente é visto 2-5 dias após a cirurgia para verificar a sua compreensão sobre a ativação. O paciente é visto em intervalos apropriados até que a expansão desejada seja alcançada. O aparelho é estabilizado para que não possa ser desparafusado e isso é feito passando um fio 0,014 macio e morto através do orifício usado para ativar o aparelho e amarrando-o à barra anterior do aparelho.

Após a expansão, o diastema ocorre e o osso forma-se entre eles em 8-10 semanas após a cirurgia. A expansão maxilar é estabilizada e inicia-se o tratamento ortodôntico da arcada inferior. Após 8 semanas é colocado o restante aparelho superior e inicia-se o nivelamento e alinhamento com um fio flexível apropriado. Uma vez que o osso é visto entre os incisivos, o espaço é fechado com um fio elástico ou corrente, uma vez que o diastema é fechado, o aparelho de expansão é removido.

Factores que afectam a estabilidade do tratamento:
1. Factores ortodônticos: - Construção e cimentação do aparelho: O aparelho de expansão deve ser bem fabricado, com bandas bem ajustadas e juntas de soldadura bem feitas. Deve ser bem cimentado para evitar que se parta. O ideal é que seja suportado pelo dente para minimizar a possibilidade de impacto nos tecidos moles, o que pode comprometer o fornecimento de sangue e causar

necrose avascular. - Ativação do aparelho: O aparelho é ativado 3-4 mm durante a cirurgia para verificar a mobilização igual de ambos os lados do maxilar. O aparelho é ativado a um ritmo mais lento - um a dois quartos de volta por dia, para evitar o estiramento excessivo ou a rutura do mucoperiósteo palatino e alveolar. - Manutenção da largura da arcada: Pode utilizar um aparelho de expansão ou um arco lingual para assegurar a manutenção da largura da arcada maxilar O arco lingual é um método simples, seguro e eficiente.

2. Factores cirúrgicos - Completude das osteotomias: A área de potencial incompletude está na região das suturas pterigoide palatina-maxilar do septo nasal. As regiões precisam de ser osteotomizadas adicionalmente através da utilização de um osteótomo pterigoide maxilar curvo. Avanço Mandibular com Ostectomia Subapical Mandibular Anterior Idealmente, o paciente é visto no mesmo dia em que a tala é removida. Os arcos são removidos e o aparelho é verificado quanto a danos, os arcos são verificados quanto à forma e substituídos se necessário, os arcos seccionais inferiores são descartados e é feito um arco contínuo. A arcada inferior é normalmente constituída por um fio de arco em 'T' de 16 x 22, sendo o laço colocado nos locais de osteotomia. Não se recomenda a utilização de fios apertados e flexíveis como o nitinal.

Se as alças forem evitadas, os fios rígidos e segmentares são mantidos e fios flexíveis leves são colocados sobre eles. Os fios das arcadas superior e inferior devem ser coordenados. Na 2ª consulta, se a arcada inferior estiver nivelada, então coloca-se um fio simples de arcada contínua. A oclusão é verificada e são prescritos elásticos apropriados. Na 3ª consulta, verifica-se a oclusão e o cumprimento do uso de elásticos e, finalmente, procede-se ao paralelismo radicular, ao nivelamento da crista marginal e ao controlo do torque.

Factores que afectam a estabilidade:
1. Factores ortodônticos:
- Espaço adequado para realizar a cirurgia: Se existir um espaço inadequado entre as raízes dos dentes adjacentes, o segmento subapical será mal reposicionado aquando da cirurgia ou as raízes dos dentes adjacentes serão

lesadas. - Dentes corretamente relacionados dentro do segmento subapical: Quando a curva em arco-íris da lança está presente, a osteotomia subapical não pode ser feita porque os dentes são outros. Um procedimento subapical adequado não pode ser feito até que o ortodontista produza uma curva de spee de plano duplo, na qual todos os dentes dentro de cada segmento estejam adequadamente relacionados.

2. Factores cirúrgicos: - Osteotomias inadequadas: Quando as osteotomias alveolares ou subapicais são incompletas e os dentes são fixados à força na tala, os dentes estão na verdade a ser intruídos, extruídos ou inclinados durante o período pós-cirúrgico imediato. Quando a fixação é removida, os dentes tendem a voltar à sua posição pré-cirúrgica. - Osteotomias excessivas: Quando um excesso de osso é removido na cirurgia, especialmente nas áreas interdentais ou alveolares, a recidiva geralmente ocorre na forma de abertura subsequente desses espaços. Isso ocorre porque a remoção excessiva de osso alveolar resulta em uma união fibrosa ou fibrocartilaginosa na área da crista óssea alveolar.Deformidades de Classe II Secundárias ao Excesso Vertical da Maxila: Na primeira consulta, verifique se o aparelho está danificado e repare-o se necessário. Quando a maxila tiver sido segmentada, é colocado um fio contínuo na arcada superior. Este fio de arco é normalmente 16 X 22 com anéis em 'T' no local de qualquer osteotomia, quando não há problema com o alinhamento do braquete em ambos os lados de uma osteotomia, os anéis em 'T' não são necessários. Os laços proporcionam flexibilidade num ponto onde ela é necessária.

Outra opção é manter os arcos seccionais colocados antes da cirurgia e colocar por cima destes, em forma de "piggyback", um arco flexível leve. Após a expansão, coloca-se um arco lingual amovível para estabilizar. Na próxima consulta, verifique os ajustes efectuados.

Factores que afectam a estabilidade:
1. Factores ortodônticos: - Evite o uso inadequado da mecânica vertical. - A expansão da maxila no adulto é feita cirurgicamente. - Torne a oclusão mais

classe II antes da cirurgia. - Gerir corretamente as discrepâncias de massa dentária antes da cirurgia. - Nivele adequadamente as arcadas e os segmentos superior e inferior. - Coordene adequadamente a arcada inferior e o segmento da arcada superior.

2. Factores cirúrgicos: São encontrados dois problemas ■ O maxilar está expandido e existe um mau contacto ósseo posterior. O osso posterior é fino e estruturalmente não produz uma interface estável.

3. Factores relacionados com a idade: Alteração da biomecânica da mastigação em relação ao crescimento maxilar. Alteração da biomecânica da cartilagem condilar em relação ao crescimento posterior. Possíveis danos à cartilagem condilar.Deformidades Dentofaciais Classe III É multifatorial em sua natureza de desenvolvimento, mandíbulas grandes, maxilas pequenas, tanto deficiência de face média quanto mordida aberta.

Só é possível obter resultados estéticos óptimos se a correção esquelética for efectuada no maxilar correto.
1. Osteotomia sagital do ramo com recuo mandibular e
2. Osteotomias do corpo mandibular .

O paciente é visto no mesmo dia em que a tala é retirada. O aparelho é verificado quanto a danos. Na primeira consulta, todos os fios da arcada são removidos. Os fios danificados são descartados. O fio da arcada inferior é geralmente um arco em 'T' de 16 X 22 com as alças sendo colocadas no fio da arcada antes da colocação. O arco lingual removível é colocado para produzir uma maior estabilização do segmento vestibular. Na segunda visita, o desgaste do elástico e os arcos são verificados e as correcções necessárias são feitas. Quanto mais cedo o problema for reconhecido, diagnosticado e tratado, melhor será o resultado global.

Factores que afectam a estabilidade do tratamento:
1. Factores ortodônticos: a. Espaço para realizar a cirurgia proposta: É

responsabilidade do ortodontista garantir que haja espaço adequado entre as raízes dos dentes adjacentes aos locais da osteotomia. Se o espaço for inadequado, ou o segmento anterior será mal reposicionado na cirurgia ou as raízes dos dentes adjacentes à osteotomia serão lesadas. Se as raízes dentárias estiverem danificadas e impossibilitarem a obtenção do resultado oclusal desejado. b. Forma correcta da arcada: Se a forma do arco e a discrepância da massa dentária não corresponderem, aumenta o potencial de recidiva.

Deformidades dento-faciais de classe III secundárias à deficiência maxilar . Deficiência anteroposterior, vertical e transversal da maxila: Na primeira consulta pós-cirúrgica, a tala é removida pelo ortodontista. Verifique se o aparelho está danificado. O aparelho danificado ou solto é substituído. Quando a maxila é expandida cirurgicamente, coloca-se um fio contínuo na arcada superior, coordenando-o cuidadosamente com o fio inferior. Nota: Se forem utilizadas quatro placas para estabilização, o movimento rápido pós-cirúrgico não é um fator, uma vez que não é possível o movimento ortodôntico dos segmentos. Recomenda-se o tratamento auditivo para a arcada lingual quando esta estiver na largura e forma desejadas, para assegurar a manutenção da sua forma.

Uma vez que a sobrecorrecção ântero-posterior intencional de 1-3 mm é normalmente feita no momento da cirurgia, uma pequena discrepância oclusal de classe II estará geralmente presente. Não é instituído qualquer tratamento ortodôntico ativo. É melhor esperar até que o paciente esteja a fazer uma dieta sólida. Quando não há deslocamento condilar, os elásticos de classe II são indicados, o paciente pode se beneficiar de elásticos verticais leves para melhorar a interdigitação dos dentes. Na segunda consulta, a oclusão é verificada, se qualquer tendência de classe II permanecer, elásticos leves de classe II (3,5 a 4,5 onças) são aplicados e os ajustes necessários do fio da arcada são feitos.

Quando a oclusão desejada é atingida, os aparelhos são removidos e são colocadas contenções. Factores ortodônticos: Três factores ortodônticos específicos que são importantes para alcançar um resultado estável na correção da deficiência maxilar ântero-posterior são

1. Eliminação do subsídio dentário.

2. Gestão correcta de qualquer discrepância transversal.

3. Retomada imediata do controlo ortodôntico da oclusão após a libertação da fixação intermaxilar. Deformidade Dentofacial de Classe III com mordida aberta. Nestes casos, a consulta ortodôntica pós-cirúrgica deve ser efectuada, de preferência, nas 48 horas seguintes à remoção da tala cirúrgica.

Os fios da arcada são removidos e o aparelho é verificado quanto a danos e são efectuados os ajustes necessários. Quando se efectua a segmentação maxilar, os dentes de cada lado da osteotomia (osteotomia) são ligados firmemente entre si com um fio em forma de figura - 8 à volta dos brackets ortodônticos e é colocado um novo fio da arcada superior. O novo fio da arcada superior é normalmente um fio de aço inoxidável 16 x 16 ou 16 x 22 com uma ansa em 'T' em cada local da osteotomia (osteotomia).

Os fios superflexíveis são preferidos porque o fio de aço inoxidável pode ser moldado na forma desejada da arcada e os segmentos são nivelados pelo movimento do corpo em vez de serem inclinados pelos dentes adjacentes aos locais cirúrgicos. Quando a maxila foi expandida na cirurgia, o arco lingual é colocado para estabilizar a largura da arcada atingida cirurgicamente. No movimento de finalização, os pacientes são instruídos a usar elásticos. Na segunda e terceira visitas, verifica-se se o aparelho danificou o uso de elásticos e, assim que o paciente se retraiu para o horário habitual de 4 semanas, o acabamento é concluído e a placa de retenção é colocada.

Factores que afectam a estabilidade do tratamento: São tidos em consideração cinco factores ortodônticos.

1. Eliminação do subsídio dentário.

2. Gestão correcta de qualquer discrepância transversal.

3. Evitar a extrusão dos dentes anteriores.

4. Afetar o controlo pós-cirúrgico imediato da oclusão.

5. 5. Gestão adequada de qualquer discrepância de massa dentária.

93

PRIMEIRA ABORDAGEM CIRÚRGICA

A cirurgia ortognática seguida de ortodontia pós-cirúrgica sem tratamento ortodôntico pré-cirúrgico, conhecida como abordagem cirurgia-primeira (SFA), foi proposta por Nagasaka et al. É um novo conceito no tratamento combinado ortodôntico-ortognático para as deformidades dos maxilares.[82] Os pacientes com apinhamento ligeiro a moderado e coordenação aceitável das arcadas podem ser submetidos a cirurgia ortognática sem tratamento ortodôntico pré-operatório. Com um planeamento pré-operatório considerável e uma cirurgia precisa, o procedimento ortodôntico pós-operatório é direto e rápido; os pacientes obtêm o perfil facial e a oclusão desejados num período muito mais curto.Herna'ndez- Alfaro et al. foram os primeiros a relatar a aplicação da "cirurgia primeiro" na cirurgia ortognática bimaxilar.[83]

Em 2007, Sebaoun et al. sugeriram que a rápida movimentação dentária no contexto da ortodontia facilitada pela corticotomia era o resultado de um processo de desmineralização-remineralização.[84] Parece que a lesão óssea selectiva resulta num estímulo ativador esmagador para as respostas catabólicas e anabólicas no periodonto.[85,86]

As indicações incluem:
1) Mildcrowding
2) Curva plana da lança
3) Ligeira proclinação / retroclinação dos incisivos
4) Discrepâncias transversais mínimas
5) Pacientes com assimetrias faciais

As vantagens são:[87]
1) Melhoria precoce da estética facial e da função dentária do paciente
2) Melhoria das funções de deglutição e fala do doente após a cirurgia
3) A redução do tempo total de tratamento
4) Melhoria da cooperação do paciente durante o tratamento ortodôntico
5) Movimentação dentária ortodôntica mais fácil após o restabelecimento da

função normal

6) Estabilidade superior dos resultados

Ao mesmo tempo, as limitações actuais à sua utilização são a má oclusão esquelética com apinhamento severo e incoordenação severa da arcada.

As desvantagens da primeira abordagem cirúrgica são: [87,88]

1) A oclusão não pode servir de guia para a designação dos objectivos do tratamento, razão pela qual é difícil prever a oclusão final.

2) A oclusão pós-operatória imediata é instável na maioria dos casos.

Orientações gerais: [89]

1. As dentições superior e inferior são coladas e ligadas, mas não são colocados fios de arcada. O objetivo é manter as dentições superior e inferior intactas e sólidas antes da cirurgia. Os arcos ortodônticos são colocados 1 semana após a cirurgia para o alinhamento, enquanto que os ossos maxilares osteotomizados são mantidos de forma estável pela fixação rígida. A extração de dentes pode ser indicada em casos de apinhamento severo para evitar a expansão excessiva da arcada dentária.

2. Para a cirurgia modelo, a maxila e a mandíbula são colocadas numa relação molar correcta e com uma sobremordida positiva. A relação molar pode ser estabelecida na Classe I em casos de não extração ou extração do primeiro pré-molar bimaxilar, na Classe III em casos de extração do primeiro pré-molar inferior e na Classe II em casos de extração do primeiro pré-molar superior. Uma vez estabelecida a relação molar, o overjet também deve ser determinado.

O tratamento ortodôntico pós-cirúrgico pode ser iniciado com 1 semana a 1 mês de pós-operatório, sendo que a tala cirúrgica e as fixações intermaxilares devem ser removidas para a movimentação dentária. Para manter a posição óssea da mandíbula durante a movimentação dentária ortodôntica, podem ser utilizados aparelhos ortopédicos, como a máscara facial ou a mentoneira para pacientes Classe III.

96

<u>PRIMEIRA ABORDAGEM CIRÚRGICA VERSUS ABORDAGEM <u>CONVENCIONAL</u></u> [92]

SALIENT FEATURES	SFOA	CONVENTIONAL JAW SURGERY
Pre-surgery orthodontic treatment	1–4 weeks	12–18 months
Stages involved	Two stages • Jaw surgery •Post-surgery orthodontics	Three stages • Pre-surgery orthodontics • Jaw surgery • Post-surgery orthodontics
Impact on facial profile	Immediate improvement	Potential aggravation led by worsening of profile before surgery
Early elimination of soft and hard tissue hindrances	Possible to eliminate imbalances in the beginning of treatment	Not possible; in fact, worsens due to ensued decompensation mechanism
Overall treatment time	1–1.5 years	3–4 years

Duração do tratamento de SFOA versus Ortognática Convencional[92]

O encurtamento da fase de tratamento ortodôntico pré-cirúrgico é a principal ênfase da abordagem ortognática cirurgia-primeira. Na cirurgia convencional dos maxilares, a fase ortodôntica pré-cirúrgica é utilizada por algumas das seguintes razões

1) Descompensação dentária

2) Alinhamento do arco

3) Coordenação da arcada maxilo-mandibular

4) Correção da curva de Spee, tornando assim a fase pré-cirúrgica significativamente mais longa.

Na SFOA, a fase pré-cirúrgica do tratamento ortodôntico ativo não é realizada, minimizando o tempo necessário. A "cirurgia modelo" é utilizada para prever a oclusão pós-cirúrgica em SFOA.

Estabilidade da SFOA versus cirurgia convencional da mandíbula[93]

No estudo de Liao et al., mostraram uma boa estabilidade nas direcções horizontais (no pogonion) com uma taxa ligeira de recidiva em ambos os grupos SFOA e cirurgia convencional da mandíbula. No entanto, a estabilidade mandibular vertical piorou no grupo da ortodontia não pré-cirúrgica.

Ko et al. relataram diferenças mínimas na estabilidade entre a cirurgia convencional da mandíbula e a SFOA. Também relataram que o recuo, a sobremordida, a sobressaliência e a curva de Spee estavam intimamente relacionados com a taxa de recidiva e concluíram que a sobremordida inicial pode ser um indicador na previsão de uma possível recidiva esquelética da cirurgia de recuo mandibular na SFOA.

Wang et al. realizaram um estudo de coorte retrospetivo para avaliar as alterações posicionais do côndilo após a cirurgia de recuo mandibular na abordagem de cirurgia de mandíbula convencional e SFOA. O seu estudo de tomografia computorizada mediu a deslocação corporal do centro do côndilo e o movimento rotacional da cabeça do côndilo no pré-operatório e no pós-operatório e concluiu que não havia diferença significativa, independentemente do momento da operação, nas alterações da posição do côndilo após a cirurgia de recuo mandibular.

RETENÇÃO, ESTABILIDADE E RECAÍDA

A estabilidade após o reposicionamento cirúrgico dos maxilares depende da direção do movimento, do tipo de fixação e da técnica cirúrgica, em grande parte por esta ordem de importância.[94]

O procedimento ortognático mais estável é o reposicionamento superior da maxila, seguido de perto pelo avanço mandibular em pacientes cuja altura facial anterior é mantida ou aumentada. Com fixação rígida, a combinação de avanço maxilar e recuo mandibular é aceitavelmente estável. Em contraste, o recuo mandibular isolado é frequentemente instável. O mesmo acontece com o movimento para baixo da maxila, que cria uma rotação para baixo e para trás da mandíbula. Por esta razão, quase todos os pacientes da Classe III têm avanço maxilar isolado ou combinado com recuo mandibular.

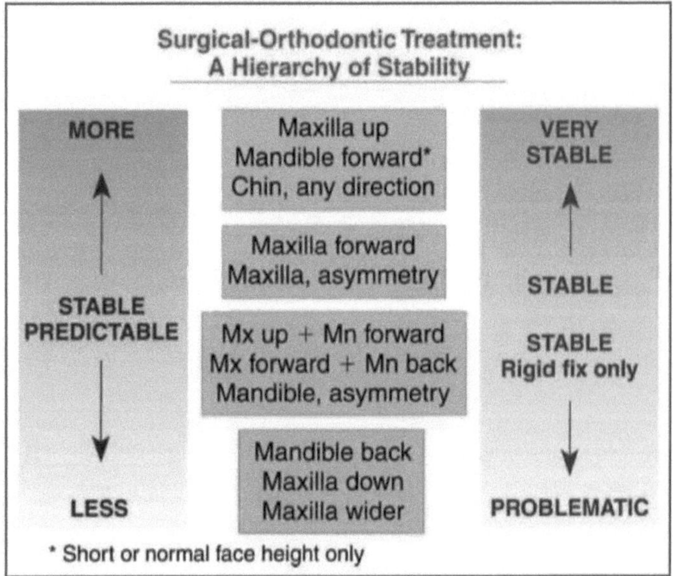

O alargamento cirúrgico do maxilar é o menos estável dos procedimentos cirúrgicos ortognáticos. O alargamento da maxila estica a mucosa palatina, e o seu elástico

Três princípios que influenciam a estabilidade pós-cirúrgica:[95]

I. A estabilidade é maior quando os tecidos moles estão relaxados durante a cirurgia e menor quando estão esticados:

Mover a maxila para cima relaxa os tecidos, mover a mandíbula para a frente estica os tecidos, mas rodá-la para cima posteriormente e para baixo anteriormente diminui a quantidade de estiramento.[103] Avanço mandibular menos estável: são aqueles que alongam o ramo e rodam o queixo para cima. Avanço mandibular mais estável: rodar a mandíbula na direção oposta. O procedimento cirúrgico ortognático menos estável é o alargamento da maxila que estica a mucosa palatina pesada e inelástica.

II. A adaptação neuromuscular é um requisito essencial para a estabilidade:

O reposicionamento da língua para manter as dimensões da via aérea ocorre como uma adaptação às mudanças produzidas pela osteotomia mandibular. A adaptação neuromuscular não ocorre quando o sling pterigomandibular é esticado durante a osteotomia mandibular, como quando a mandíbula é rodada para fechar uma mordida aberta.

III. A adaptação neuromuscular afecta o comprimento muscular, mas não a orientação muscular:

Se a orientação de um grupo muscular, como os elevadores mandibulares, for alterada, não se pode esperar uma adaptação. O avanço mandibular bem sucedido requer a manutenção do ramo numa posição vertical em vez de o deixar inclinar-se para a frente à medida que o corpo mandibular é trazido para a frente. O mesmo é verdade, em sentido inverso, quando a mandíbula é recuada: uma das principais causas de instabilidade parece ser a tendência na cirurgia de empurrar o ramo posteriormente quando o queixo é movido para trás.

Como mencionado por Proffit, o posicionamento inferior da maxila é a segunda cirurgia mais instável entre as comumente realizadas, devido à ação das forças musculares elevadoras, antes de se adaptarem à sua nova posição[3] . A lei de Starling afirma que um músculo estirado tem sua força contrátil aumentada. Isto significa que quanto mais os músculos são esticados, maior é a tendência para a recidiva. Foi sugerido que se efectuasse uma sobrecorrecção de pelo menos 50% para compensar a recidiva. A fixação rígida foi mais estável, mas a recidiva foi bastante elevada para movimentos superiores a 2 mm.

Quando se compararam os pacientes da classe II de ângulo alto e de ângulo baixo nos quais foi efectuado o avanço mandibular, verificaram-se os seguintes resultados.[96]

1) **Alterações antero-posteriores**

A recidiva média no pogónio foi de 33% do avanço cirúrgico. 45,9% apresentaram um movimento posterior clinicamente significativo (2 mm ou mais) e 11,5% dos pacientes apresentaram uma recidiva de mais de 4 mm.

2) **Alterações verticais**

A altura anterior da face no grupo de ângulo baixo aumentou no pós-cirúrgico. Grupo de ângulo elevado - as alterações verticais foram estatisticamente insignificantes, mas também se verificou uma tendência tardia para o movimento inferior de Me. Um aumento médio no ângulo do plano mandibular pós-operatório foi observado nos pacientes com ângulo baixo, e este foi bastante estável. Por outro lado, o ângulo do plano mandibular diminuiu nos pacientes com ângulo alto, e foi altamente instável.

3) **Momento da recaída**

No grupo de ângulo baixo, cerca de 98% das recaídas ocorreram nos primeiros 2 meses. No grupo de ângulo elevado, a recidiva foi mais gradual - cerca de 30% nos primeiros 2 meses, 25% entre 2 meses e 1 ano, 38% entre 1 e 3 anos.

4) **Alterações dentárias** -

Em toda a amostra, houve vários graus de aumento ou diminuição da sobremordida, mas a caraterística comum observada foi a retroinclinação dos incisivos inferiores, enquanto os incisivos superiores permaneceram na vertical.[71]

A reconstrução da ATM e o avanço mandibular com a prótese total da articulação da ATM em conjunto com osteotomias maxilares para rotação anti-horária do complexo maxilomandibular foi um procedimento estável, porque no seguimento mais longo a maxila mostrou pequenas alterações horizontais, enquanto todas as medidas mandibulares permaneceram estáveis.[97]

Satrom et al. concluíram que, embora a maxila permanecesse relativamente estável após a cirurgia com ambas as técnicas de fixação, a fixação rígida tendia a melhorar a estabilidade, principalmente por eliminar a recidiva de mais de 2 mm[98] . A estabilidade mandibular foi muito maior com a fixação rígida: a quantidade de recidiva da projeção horizontal do ponto B com este método foi de 6%, enquanto que na amostra com fio esquelético foi de 26%. A quantidade de recidiva mandibular foi correlacionada com a quantidade de avanço na amostra de fixação com fio, mas não na amostra de fixação rígida.

CONCLUSÃO

A cirurgia ortognática pode eliminar deformidades estéticas e funcionais graves e ser um acontecimento que muda a vida de um paciente. A cirurgia ortognática tornou possível reposicionar um ou ambos os maxilares em todas as direcções possíveis. Isto proporcionou uma solução para os doentes com problemas dento-faciais graves e má oclusão.

Uma cirurgia ortognática bem sucedida não é um evento, mas sim um programa, que abrange desde a avaliação inicial até à ortodontia pós-cirúrgica. A preparação ortodôntica adequada é fundamental para o sucesso dos procedimentos cirúrgicos ortognáticos. Compreender as compensações dentárias que tendem a estar associadas a certos tipos de má oclusão ajuda a construir um plano de tratamento apropriado para cada indivíduo que maximiza o benefício cirúrgico e a estabilidade.

O diagnóstico exato do problema, a avaliação da gravidade da deformidade, os procedimentos de previsão como o traçado de previsão e a cirurgia de modelos, o planeamento meticuloso do tratamento e a implementação cirúrgica e, acima de tudo, a capacidade de um ortodontista e de um cirurgião coordenarem os seus esforços durante este período conduzirão a um resultado bem sucedido.

REFERÊNCIAS

1. Neelima Anil Malik, Textbook of Oral & Maxillofacial Surgery, Jaypee Brothers Medical Publsihers, 2012, 2.ª edição, página 259.

2. William R. Proffit e Raymond P. White, Jr. Tratamento ortodôntico cirúrgico combinado: Como ele evoluiu e quais são as melhores práticas atualmente. Am J Orthod Dentofacial Orthop. 2015; 147(3) :205-15.

3. Converse J M e Horowitz. A abordagem cirúrgico-ortodôntica para o tratamento de deformidades dentofaciais. Americas Journal of orthodontics. 1969; 55(3).

4. William H. Bell. Tratamento cirúrgico-ortodôntico dos diastemas interincisais. American Journal of Orthodontics.1970 ;(57):2.

5. William H. Bell e Thomas D. Creekmore. Correção cirúrgico-ortodôntica do prognatismo mandibular. American Journal of Orthodontics.1973;63:3.

6. William H. Bell e Bruce N. Epker. Expansão cirúrgico-ortodôntica da maxila. American Journal of Orthodontics novembro.1976;(70):5.

7. Bruce N Epker e Leward C Fish. Correção ortodôntica cirúrgica da deformidade da mordida aberta. American Journal of orthodontics.1 977;(71):3.

8. Wolford LM. Alteração do plano oclusal em cirurgia ortognática - parte I: efeitos na função e na estética. Revista americana de ortodontia e ortopedia dento-facial .1994;(106):3.

9. Myron R Tucker. Cirurgia Ortognática Versus Camuflagem Ortodôntica no Tratamento da Deficiência Mandibular. Journal of Oral Maxillofacial surgery. 1995. (53):572-578.

10. Ron Jacobson: A previsibilidade do reposicionamento da maxila na cirurgia

ortognática LeFort I. American Journal of Orthodontics and Dentofacial Orthopedics. 2002;(122):2.

11. Bailey LTJ ,Lucia H. S e William R. Proffit Estabilidade e previsibilidade da cirurgia ortognática American Journal of Orthodontics and Dentofacial Orthopedics .2004;(53):3.

12. Jeffrey C. Posnick e Pat Ricalde. Cirurgia fissura-ortognática Clínicas em Cirurgia Plástica.2004:(31): 315 - 330.

13. Johnston C - Tratamento cirúrgico-ortodôntico da Classe III: Um estudo cefalométrico American Journal of Orthodontics and Dentofacial Orthopedics.2006:(130):3.

1 4 Posnik - Cirurgia Ortognática e da ATM: Manejo do paciente pós-cirúrgico. Journal of maxillofacial surgery.2011;(69):2893-2903

15. Alfaro FH . "Cirurgia primeiro" em cirurgia ortognática bimaxilar. Jornal de Cirurgia Buco-Maxilo-Facial.2011; (69):201-207.

16. Kyung-Min Lee Perda óssea alveolar ao redor dos incisivos inferiores durante o tratamento ortodôntico cirúrgico no prognatismo mandibular. Angle Orthodontist. 2012; 82: 4.

17. Pradip R. Shetye. O papel do ortodontista na cirurgia ortognática. Seminários em Cirurgia Plástica. 2013;27: 3.

18. Ana de Lourdes Sá de Lir. Estabilidade esquelética e de perfil a longo prazo após tratamento cirúrgico-ortodôntico da má oclusão de Classe II e Classe III. Journal of Cranio-Maxillo-Facial Surgery .2013;41:296 - 302.

19. Hwang HS Cirurgia - primeira abordagem na correção da má oclusão

esquelética de Classe III com assimetria mandibular. American Journal of Orthodontics and Dentofacial Orthopedics.2017; 152:3.

20. Cirurgia de Peiro-Guijarro em cirurgia ortognática: Uma revisão sistemática da literatura. American Journal of Orthodontics and Dentofacial Orthopedics 2016 149:4.

21. Flavio Uribe Planeamento de tratamento virtual baseado em tomografia computorizada de feixe cónico tridimensional e fabrico de uma tala cirúrgica para pacientes assimétricos: A primeira abordagem cirúrgica. American Journal of Orthodontics and Dentofacial Orthopedics2015;144:5.

22. Perez DE. Controvérsias em Cirurgia Ortognática. Oral Maxillofacial Surg Clin North America. 2017;29:425-440.

23. Woo Shik Jeong. Estudo em Grande Escala da Estabilidade Anteroposterior a Longo Prazo numa Abordagem Ortognática de Cirurgia-Primeira sem Tratamento Ortodôntico Pré-Cirúrgico. Jornal de Cirurgia Craniofacial 2017

24. Murilo Fernando Neuppmann Feres. Eficácia da correção da mordida aberta no manejo de hábitos bucais deletérios em crianças e adolescentes em crescimento: uma revisão sistemática e meta-análise. European Journal of Orthodontics, fevereiro de 2017,3(1).

25. O. L. Haas Junior Hierarquia da estabilidade cirúrgica em cirurgia ortognática: visão geral das revisões sistemáticas Int. J. Ora l Maxillofac. Surg. 201 9; 48: 1415-1433.

26. Navpreet Singh Ortodontia pré e pós-operatória em cirurgia ortognática: Uma revisão internacional. Journal of Health Sciences, 2021 (S2), 1 56-1 68.

27. William R. Proffit, Henry W. Fields, David M. Sarver. Contemporary Orthodontics, Mosby, 5ª Edição. Página 685-715.

28. Proffit, W.R. e Ackerman, J.L. (1982) Diagnosis and Treatment Planning. Em: Graber, T.M. e Swain, B.F., Eds., Current Orthodontic Concepts and

Techniques,

^I Qt I ",,Io Q 1nn
29. William R. Proffit, Raymond P. White, David M. Sarver. Tratamento contemporâneo da deformidade dentofacial, Mosby 1991. Página-172-245.

30. John O. Wirthlin, Pradip R. Shetye, O papel do ortodontista na cirurgia ortognática, Semin Plast Surg 2013;27:137-144.

31. Johan P. Reyneke. Essenciais da Cirurgia Ortognática; Quintessence Publishing Co, Inc. 2003. Página 13-65.

32. Thomas Rakosi, Irmtrud Jonas, Thomas. M. Graber, Orthodontic Diagnosis. Thieme Medical Publishers Inc., Nova Iorque 1993.

33. Burstone CJ, James RB, Legan H, Murphy GA, Norton LA. Cefalometria para cirurgia ortognática. J Oral Surg 1978; vol- 36: 269-77.

34. Rocco J. Di Paolo, Chris Philip, Anthony L. Maganzini, John D. Hirce. A análise quadrilateral: Uma avaliação esquelética individualizada. Am J Orthod Dentofac Orthop 1983; Jan, 19-32.

35. Moyers RE, Bookstein FL, Guire KE: O conceito de padrão no crescimento craniofacial. Am J Orthod 1979; 76:136-148.

36. Moyers RE, Guire KE, Riolo M: Diagnóstico diferencial da má oclusão de Classe II. Am J Orthod 1980; 78:477-494.

37. Robert M. Ricketts. Perspectivas na aplicação clínica da cefalometria. Os primeiros cinquenta anos. The Angle Orthodontist: abril de 1981, Vol. 51, No. 2, pp. 115-150.

38. Steiner, Cecil C.: Cefalometria para si e para mim, Am. J. Orthodontics. 1953: 39: 729.

39. Steiner, Cecil C.: Cefalometria na prática clínica, Angle Orthodontist 29: 8, 1959.

40. Merrifield LL. A linha de perfil como um auxílio na avaliação crítica da estética facial. Am J Orthod 1966; 52(11):804-22.

41. Epker, Stella, Fish, Deformidades Dentofaciais, Correção Ortodôntica e Cirúrgica Integrada, Volume I,II,III, 1995.

42. Wolford L.M., Chemello P.D. and Hilliard F.: "Occlusal plane alteration in orthognathic surgery - Part I: Effect on function and esthetics". Am.J.Orthod. Dentofac. Orthop 1994; 106: 304-316.

43. Nasser Nadjmi, Azita Tehranchi, Niloufar Azami, Bahram Saedi e Wouter Mollemanse. Comparação de perfis de tecidos moles em pacientes com osteotomia Le Fort I com os softwares Dolphin e Maxilim. Am J Orthod Dentofacial Orthop 2013; 144:654-62.

44. Samir Aboul-Hosn Centenero, Federico Hernández-Alfaro. Planeamento 3D em cirurgia ortognática: Talas cirúrgicas CAD/CAM e previsão dos resultados dos tecidos moles e duros - A nossa experiência em 16 casos. Jornal de Cirurgia Cranio-Maxilo-Facial 2012; 40: 162-168.

45. Gateno J, Xia JJ, Teichgraeber JF, Christensen AM, Lemoine JJ, Liebschner MA, et al: Viabilidade clínica da simulação cirúrgica assistida por computador (CASS) no tratamento de deformidades craniomaxilofaciais complexas. J Oral Maxillofac Surg. 2007: 65: 728-734.

46. Xia J, Ip HH, Samman N, Wang D, Kot CS, Yeung RW, et al: Planeamento e simulação cirúrgicos tridimensionais assistidos por computador: 3D virtual osteotomy. Int J Oral Maxillofac Surg, 2000: 29: 11-17.

47. Swennen GR, Mommaerts MY, Abeloos J, De Clercq C, Lamoral P, Neyt N,

et al: Uma técnica baseada em TC de feixe cónico para aumentar o modelo virtual 3D do crânio com uma superfície dentária detalhada. Int J Oral Maxillofac Surg, 2009a 38(1): 48-57.

48. Swennen GR, Mollemans W, Schutyser F: Planeamento do tratamento tridimensional da cirurgia ortognática na era da imagem virtual. J Oral Maxillofac Surg, 2009b: 67(10): 2080- 2092.

49. Swennen GR, Mollemans W, De Clercq C, Abeloos J, Lamoral P, Lippens F, et al: Um procedimento de varrimento triplo de tomografia computorizada de feixe cónico para obter um modelo de crânio virtual tridimensional aumentado adequado para o planeamento de cirurgia ortognática. J Craniofac Surg, 2009c: 20(2): 297-307.

50. Xia JJ, Gateno J, Teichgraeber JF, Christensen AM, Lasky RE, Lemoine JJ, et al: Precisão do sistema de simulação cirúrgica assistida por computador (CASS) no tratamento de pacientes com deformidade craniomaxilofacial complexa: um estudo piloto. J Oral Maxillofac Surg, 2007: 65(2): 248-254.

51. Metzger MC, Hohlweg-Majert B, Schwarz U, Teschner M, Hammer B, Schmelzeisen R: Fabrico de talas para cirurgia ortognática utilizando uma impressora tridimensional. Oral Surg Oral Med Oral Pathol Oral Radiol Endod , 2008:105(3).

52. Ellis III E: Cirurgia bimaxilar utilizando uma tala intermédia para posicionar a maxila. J Oral Maxillofac Surg 1999: 57: 53-56.

53. Olszewski R, Reychler H: Limitações da cirurgia de modelos ortognáticos : implicações teóricas e práticas . Rev Stomatol Chir Maxillofac2004:105(3): 165-169.

54. Kiyak HA, Vitaliano PP, Crinean J: Expectativas dos pacientes como

preditores dos resultados da cirurgia ortognática. Health Psychol 1988: 7: 251-268.

55. Hernández-Alfaro F, Mair D, Martí C, Biosca MJ: planeamento virtual e desenho de talas CAD/CAM em cirurgia ortognática 'uma nova era'. Rev Esp Ortod 2006:36:363 -370

56. Gateno J, Xia JJ, Teichgraeber JF, Christensen AM, Lemoine JJ, Liebschner MA, tratamento de deformidades craniomaxilofaciais complexas. J OralMaxillofac Surg 2007:65: 728-734.

57. Brent E. Larson. Preparação ortodôntica para cirurgia ortognática. Oral Maxillofacial Surg Clin N Am. 2014:15(2), 456-472.

58. Troy BA, Shanker S, Fields HW. Comparação da inclinação dos incisivos em pacientes com má oclusão de classe III tratados com cirurgia ortognática ou camuflagem ortodôntica. Am J Orthod Dentofacial Orthop 2009; 135(2):146.e1-9.

59. Hugo A, Reyneke JP, Weber ZJ. Ortodontia lingual e cirurgia ortognática. Int J Adult Orthodon Orthognath Surg. 2000; 15(2):153-62.

60. Hershey HG, Smith L.H. Alteração do perfil dos tecidos moles associada à correção cirúrgica da mandíbula prognática. Am J Orthod. 1974. 65: 483.

61. William R. Proffit, Raymond P. White, David M. Sarver. Tratamento contemporâneo da deformidade dentofacial, Mosby 1991. Página 169-179.

62. William R. Proffit, Raymond P. White, David M. Sarver. Tratamento contemporâneo da deformidade dentofacial, Mosby 1991. Página 217-218.

63. Ceib Phillips, George Blakey III e Michael Jaskolka. Recuperação após cirurgia ortognática: Resultados da qualidade de vida relacionada com a saúde

a curto prazo. J Oral Maxillofac Surg. 2008 outubro; 66(10): 2110-2115.

64. William R. Proffit, Raymond P. White, David M. Sarver. Tratamento contemporâneo da deformidade dentofacial, Mosby 1991. Página 220.

65. Su-Gwan Kim, Sun-Sik Park. Incidência de complicações e problemas relacionados com a cirurgia ortognática J Oral Maxillofac Surg 2007.65:2438-2444.

66. Kari Panula, Kaj Finne, e Kyosti Oikarinen. Incidência de complicações e problemas relacionados com a cirurgia ortognática: Uma revisão de 655 pacientes. Oral Maxillofac Surg 2001.59:1128-1136.

67. Osteotomias quadrangulares de Lefort I e Lefort II. E. E. Keller. A prática moderna da cirurgia ortognática e reconstrutiva. William H. Bell. W. B. Saunders company. 1992. Vol. III. 1790 - 1837.

68. William H. Bell, Joe D. Jacobs. Planeamento tridimensional para o tratamento cirúrgico/ortodôntico do excesso mandibular. setembro de 1981, Volume 80, Edição 3, Páginas 263288.

69. Mogavero F.J., Buschang P.H. and Wolford L.M.: "Orthognathic surgery effects on maxillary growth in patients with vertical maxillary excess". Am. J. Orthod. Dentofac. Orthop.1997; 111: 288-296.

70. Matsui S. et al: "Elástico transpalatino para tratamento ortodôntico cirúrgico de classe III". J. Clin. Orthod. 2000; 34(10) : 611-612.

71. Arnett G.W.: "A redefinition of bilateral sagittal osteotomy (BSO) advancement relapse". Am. J. Orthod. Dentofac. Orthop.1993; 104: 506-515.

72. Litt R.A.: "Recidiva após avanço mandibular total: Uma possível solução". Angle Orhod. 1978; 48(4): 262-273.

73. Mobarak K.A. et al: "Cirurgia de avanço mandibular em pacientes de classe II com ângulo elevado e ângulo baixo: Different long-term skeletal responses". Am. J. Orthod. Dentofac. Orthop. 2001; 119: 368-381.

74. Mobarak K.A. et al: "Alterações do perfil do tecido mole após a cirurgia de avanço mandibular: Previsibilidade e resultados a longo prazo". Am. J. Orthod. Dentofac. Orthop. 2001; 119: 353-367.

75. Collins S.M. e Poulton D.R.: "Orthodontic and orthognathic surgical correction of class III malocclusion". Am. J. Orthod. Dentofac. Orthop. 1996; 109: 111-115.

76. Cho H.J.: "Paciente com má oclusão esquelética severa de classe III e mordida aberta severa tratada com ortodontia e cirurgia ortognática - Relato de um caso". Am. J. Orthod. Dentofac. Orthop. 1996 ; 110 : 155-162.

77. Poulton DR, Ware WH. A academia americana de roentgenologia oral junta-se à nossa revista. Oral Surg Oral Med Oral Pathol 1959; 12:389-90.

78. Trauner R, Obwegeser H. A correção cirúrgica do prognatismo mandibular e da retrognatismo com consideração da genioplastia. I. Procedimentos cirúrgicos para corrigir o prognatismo mandibular e remodelar o queixo. Oral Surg Oral Med Oral Pathol 1957; 10:677-89.

79. Obwegeser HL. Correção cirúrgica de maxilares pequenos ou deslocados para trás. A deformidade "cara de prato". Plast Reconstr Surg 1969; 43:351-65.

80. Poulton DR, Taylor RC, Ware WH. Avaliação cefalométrica radiográfica da correção do prognatismo mandibular por osteotomia vertical. Oral Surg Oral Med Oral Pathol 1963;16:807-20.

81. Worms FW, Isaacson RJ, Speidel TM. Planeamento do tratamento ortodôntico cirúrgico: Análise de perfil e cirurgia mandibular. Angle Orthod 1976;

46:1-25.

82. Assael LA. O maior movimento: A cirurgia ortognática passa por outra mudança de paradigma. J Oral Maxillofac Surg 2008;66:419-20.

83. Chiung Shing Huang, Sam Sheng-Pin Hsu, Yu-Ray Chen, Revisão sistemática da abordagem da cirurgia-primeira em cirurgia ortognática. Biomed J.2014;37:184-190.

84. Nagasaka H, Sugawara J, Kawamura H, Nanda R. Cirurgia de primeira correção da classe III esquelética utilizando o sistema de ancoragem esquelética. J Clin Orthod 2009; 43:97-105.

85. Herna'ndez-Alfaro F, Guijarro-Martinez R, Molina-Coral A, Badia Escriche C. Cirurgia de primeira linha em cirurgia ortognática bimaxilar. J Oral Maxillofac Surg 2011; 69:201-7.

86. Sebaoun JD, Ferguson DJ, Wilcko MT, Wilcko WM. Osteotomia alveolar e tratamentos ortodônticos rápidos. Orthod Fr 2007; 78: 217-25.

87. H. B. Yu, L. X. Mao, X. D. Wang, B. Fang, S. G. Shen. A abordagem da cirurgia-primeira em cirurgia ortognática: um estudo retrospetivo de 50 casos. Int. J. Oral Maxillofac. Surg.2015; 44: 1463-1467.

88. Liou EJ, Chen PH, Wang YC, Yu CC, Huang CS, Chen YR. Cirurgia de primeira cirurgia ortognática acelerada: movimento dentário ortodôntico rápido pós-operatório. J Oral Maxillofac Surg 2011; 69:781-5.

89. Uribe F, Janakiraman N, Shafer D, Nanda R. Planeamento de tratamento virtual baseado em tomografia computorizada de feixe cónico tridimensional e fabrico de uma tala cirúrgica para pacientes assimétricos: primeira abordagem cirúrgica. Am J Orthod Dentofacial Orthop 2013; 144:748-58.

90. EricJ. Cirurgia Ortognática Acelerada Surgery-First: Directrizes ortodônticas e configuração para cirurgia de modelo. J Oral Maxillofac Surg 2011: 69:771-780.

91. Sabri R. Objectivos ortodônticos na cirurgia ortognática: O estado da arte atual. World J Orthod 2006;7:1 77-91.

92. Diaz PM, Garcia RG, Gias LN, Aquirre-Jaime A.Tempo utilizado para tratamento cirúrgico ortodôntico de deformidades dentofaciais em pacientes brancos. J Oral Maxillofac Surg 2010;68:88-92.

93. D e Costa. Estabilidade da osteotomia Le Fort I no posicionamento inferior da maxila: Revisão da literatura. Int J Adult Orthodon Orthognath Surg. 2000;15(3):197-204.

94. Mobarak$_1$ Espeland$_1$ Krogstad e Lyberg. Estabilidade a longo prazo da cirurgia de recuo mandibular: Um seguimento de 80 pacientes com osteotomia de divisão sagital bilateral. Int JAdult Orthodon Orthognath Surg. verão de 2000; 15(2):83-95.

95. Mobarak, Espeland, Krogstad e Lyberg. Cirurgia de avanço mandibular em pacientes com Classe II de ângulo alto e ângulo baixo: Diferentes respostas esqueléticas a longo prazo. Am J Orthod Dentofacial Orthop. 2001 Abr; 119(4):368-81.

96. K. E. Dela Coleta, L. M. Wolford, J. R. Gonc$_i$ alves, A. dos Santos Pinto, L. P. Pinto, D. S. Cassano: Rotação maxilo-mandibular no sentido anti-horário e avanço mandibular com próteses totais da ATM. Int. J. Oral Maxillofac. Surg. 2009; 38: 126-138.

97. Satrom, Sinclair e Wolford. Estabilidade da cirurgia de mandíbula dupla. Am J Orthod Dentofacial Orthop. 1991 Jun;99(6):550-63.

98. Proffit, Phillips e Turvey. Estabilidade após reposicionamento superior da maxila. Am J Orthod Dentofacial Orthop. 1987 Aug;92(2):151-61.

99. Shand JM, Heggie AA. Utilização de um sistema de fixação reabsorvível em cirurgia ortognática. Br J Oral Maxillofac Surg 2000: 38:335.

100. Yu-Seok Ahn, Su-Gwan Kim, Sung-Mun Baik, Byung-Ock Kim, HakKyun Kim, Seong-Yong Moon, Sung-Hoon Lim, Young-Kyun Kim Pil young Yun, Jun-Sik Son. Estudo comparativo entre placas reabsorvíveis e não reabsorvíveis em cirurgia ortognática. J Oral Maxillofac Surg 201 0: 68:287-292.

101. C.D.Stansbury, C.A.Evans, E.A.Begole. Estabilidade da correção de mordida aberta com osteotomia de divisão sagital e rotação de fecho da mandíbula. J. Oral & Maxi.Surg 2010. 68:149-159.

102. W.B. Kretschmer, G.Baciat, M.Baciat, Wang. Estabilidade da osteotomia lefort I em osteotomias bimaxilares: maxila de peça única Vs três peças. J. Oral & Maxi.Surg 2010. 68:372 -380.

103. Schendel S.A, Eisenfeld J.H,Bell W.H,Epker B.N. Reposicionamento superior da maxila: estabilidade e relações ósseas dos tecidos moles. Am J Orthod. 1 976 Dez;70(6):663 -74.

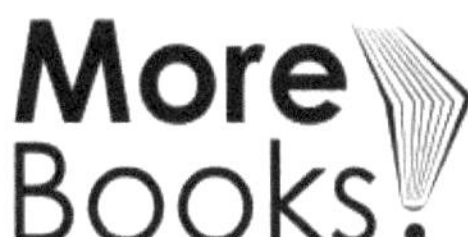

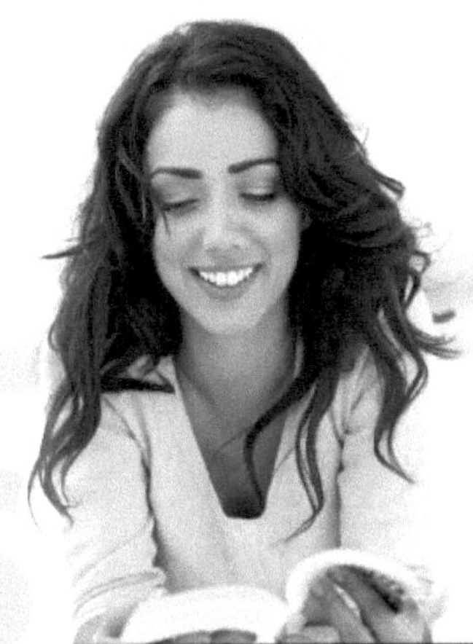

I want morebooks!

Buy your books fast and straightforward online - at one of world's fastest growing online book stores! Environmentally sound due to Print-on-Demand technologies.

Buy your books online at
www.morebooks.shop

Compre os seus livros mais rápido e diretamente na internet, em uma das livrarias on-line com o maior crescimento no mundo! Produção que protege o meio ambiente através das tecnologias de impressão sob demanda.

Compre os seus livros on-line em
www.morebooks.shop

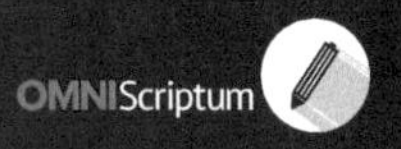

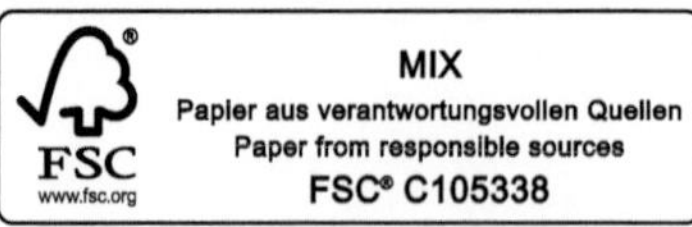

Printed by Books on Demand GmbH, Norderstedt / Germany